機能性表示食品

適正な研究レビューのための必携マニュアル

編著　上岡 洋晴　折笠 秀樹

ライフサイエンス出版

序文

　2015年4月1日は機能性表示食品制度（本制度）の元年であるが，「食品業界におけるシステマティック・レビュー（SR）元年」ともいえるだろう。それまでほとんど馴染みのなかったSRだが，まもなく丸2年が経過し，すでに400を超える届出が公表され，有効性の根拠としては約8割強がSRを用いている。導入されてまもないこともあるが，その質をもっとも端的に述べれば，玉石混淆といったところだろう。

　2016年3月に，消費者庁から「「機能性表示食品」制度における機能性に関する科学的根拠の検証─届け出られた研究レビューの質に関する検証事業」報告書が公表され，SRの報告方法を中心として，その問題点や改善すべき事項が明確化された。そのなかには，検証報告だけにとどまらず，「「PRISMA声明チェックリスト：機能性表示食品のための拡張版」に基づく適正な研究レビューの記述例」が示され，これに基づいて計画・実施・記述を行えば，最低限必要な情報をカバーして質の高いSRになるという虎の巻が掲載されている。

　本書の目玉は，この記述例を引用し，さらに解説を加え，反面教師として悪い書き方や望ましくない報告の仕方のパターンを例示している点にある。これにより，届出のためにSRにチャレンジしている者が，同じ轍を踏まないようにすることができるだろう。また，基礎編や実践編では，本制度に欠かすことができないSRの諸注意が示されている。ぜひ，本書を参考にしていただき，良質なSRの作成あるいはすでに公表済みのSRのバージョンアップの一助になればと願っている。

　ところで，ここで参考までにわれわれが希望する事項を二つ示す。①学術雑誌へのSRの投稿，②未実施の機能性関与成分について各企業が結集してエビデンスをつくること（一次研究を含む）である。

　まず，①についてだが，学術的な意味において，せっかくSRを仕上げるのだから，ぜひ論文化して学術誌に掲載することによって広くアカデミアにも成果を示していただきたい。SRとしての査読があるので，掲載されればその適正性を示すことができ，より信頼感も高まるだろう。企業の積極的なチャレンジを期待したい。

　②は，ある機能性関与成分について，質の高い一次研究の数が少ないために，届出ができない製品も多いと考えられるからである。自社で良質なランダム化並行群間比較試験を実施すればよいわけだが，莫大な費用がかかるのも事実である。そこで新たなアイデアとして，「企業が協力し合い，関係する成分に関するエビデンス（臨床研究）を探してきて，あるいはエビデンスを生成し，研究レビューを行うやり方」を提案する。こうした企業同士の結束は，念願成就への近道になるのではないだろうか。

　本制度は，消費者の健康づくりのためになることが第一義である。健康づくりと食の関係においては，太古の昔から経験則に基づく多くの説法がある。貝原益軒の「養生訓」が著名であるが，徳川家の将軍三代（家康・秀忠・家光）にブレーンとして仕えた天海僧正（慈眼大師）の遺訓も有名である。108歳の天寿を全うしたとされ，「気は長く　勤

めは堅く　色薄く　食細くして　こころ広かれ」という歯切れの良い七五調である。食については，やはり食べすぎへの注意を謳っている。わが国は，ほとんど季節を問わず，国内外の多種多様な美味を食することができ，食べすぎている人も多いことだろう。「何かだけをたくさん，たっぷり」ではなく，「バランスよく，色々なものを少しずつ」というのが，からだの調子を整え，元気に過ごす，いわゆる健康づくりにとって基本であることに間違いはないはずだ。厚生労働省が現時点でのエビデンスに基づいて示している「日本人の食事摂取基準」における考え方とも共通するといえる。

　日本の食文化を大切にしつつ，機能性表示食品がその特性や身の丈に見合ったかたちで健全に発展することを祈りたい。

　末筆になりますが，東京有明医療大学特任教授の津谷喜一郎氏から多岐にわたるご助言とご指導をいただき，本書に役立てることができました。この場をお借りして，厚く御礼申し上げます。

　2016 年 10 月 10 日

実りの秋，食欲の秋，芸術の秋，スポーツの秋の頃
著者を代表して　上岡洋晴　折笠秀樹

目　次

序文　　ii

第1章　基礎・総論編

1. EBM概要：EBMにおけるSRの位置づけ............................上岡　洋晴　02
2. 機能性表示食品制度概要：制度におけるSRの位置づけ............................上岡　洋晴　05
3. 「研究レビューの質に関する検証事業」報告概要............................上岡　洋晴　09
4. 研究のための国際的なルールについての概説：
　　CONSORT／PRISMA・AMSTARを中心に............................上岡　洋晴　13

第2章　実践編

5. SRにおける文献検索の留意点と実際............................眞喜志　まり，佐山　暁子　20
6. 研究レビューにおける統計学的留意点
　　―Statistical considerations in conducting systematic reviews―............................折笠　秀樹　25
7. 機能性表示内容の適正な表現における留意点............................大室　弘美　31
8. 「PRISMA声明チェックリスト：機能性表示食品のための拡張版」に基づく
　　適正な研究レビューの記述例とその解説............................37

　　1) タイトル（#1）……唐　文涛　　　　　　　　　37
　　2) 構造化抄録（#2）……唐　文涛　　　　　　　　37
　　3) 論拠（#3）……唐　文涛　　　　　　　　　　　38
　　4) 目的（#4）……唐　文涛　　　　　　　　　　　39
　　5) プロトコールと登録（#5）……唐　文涛　　　　39
　　6) 適格基準（#6）……唐　文涛　　　　　　　　　39
　　7) 情報源（#7）……眞喜志　まり，佐山　暁子　　40
　　8) 検索（#8）……眞喜志　まり，佐山　暁子　　　41
　　9) 研究の選択（#9）……島田　美樹子　　　　　　42
　　10) データの収集プロセス（#10）……島田　美樹子　43
　　11) データ項目（#11）……島田　美樹子　　　　　44
　　12) 個別の研究のバイアス・リスク（#12）……北湯口　純　44
　　13) 要約尺度（#13）……吉﨑　貴大　　　　　　　48
　　14) 結果の統合（#14）……吉﨑　貴大　　　　　　48

15）全研究のバイアス・リスク（#15）……北湯口　純　　49
16）追加的解析（#16）……吉﨑　貴大　　51
17）研究の選択（#17）……島田　美樹子　　51
18）研究の特性（#18）……島田　美樹子　　52
19）研究内のバイアス・リスク（#19）……北湯口　純　　52
20）個別の研究の結果（#20）……吉﨑　貴大　　54
21）結果の統合（#21）……吉﨑　貴大　　54
22）全研究のバイアス・リスク（#22）……北湯口　純　　55
23）追加的解析（#23）……吉﨑　貴大　　55
24）エビデンスの要約（#24）……上岡　洋晴　　56
25）限界（#25）……上岡　洋晴　　57
26）結論（#26）……上岡　洋晴　　57
27）資金源（#27）……上岡　洋晴　　58

コラム　疫学・臨床研究の実施・公表におけるバイアスとそのチェック方法　　34

索引　61

■編著者

上岡　洋晴　　東京農業大学大学院環境共生学専攻
折笠　秀樹　　富山大学大学院バイオ統計学・臨床疫学教室

■執筆者

大室　弘美　　武蔵野大学薬学部・大学院薬科学研究科
北湯口　純　　身体教育医学研究所うんなん
佐山　暁子　　聖路加国際大学学術情報センター図書館
島田美樹子　　医療法人社団日高会日高リハビリテーション病院
唐　文涛　　　東京大学大学院薬学系研究科博士課程
眞喜志まり　　東邦大学習志野メディアセンター
吉﨑　貴大　　東洋大学食環境科学部

（五十音順）

第1章　基礎・総論編

1. EBM 概要：EBM における SR の位置づけ
2. 機能性表示食品制度概要：制度における SR の位置づけ
3. 「研究レビューの質に関する検証事業」報告概要
4. 研究のための国際的なルールについての概説：
   CONSORT／PRISMA・AMSTAR を中心に

① EBM概要：EBMにおけるSRの位置づけ

EBMとは

　Evidence-based Medicine（EBM），「科学的根拠に基づく医療」の考え方は，1990年代初頭に登場し，世界中にすぐに広まった。日本においても臨床における多くの研究者がこの考え方を取り入れ，さらにはコ・メディカルの分野・領域にまで急速に広がった。

　たとえば，Evidence-based Nutrition（EBN）「科学的根拠に基づく栄養学」，Evidence-based Nursing（EBN）「科学的根拠に基づく看護」，Evidence-based Public Health（EBPH）「科学的根拠に基づく公衆衛生」，Evidence-based Physical Therapy（EBPT）「科学的根拠に基づく理学療法」などである。なんでもかんでも，Evidence-based「科学的根拠に基づいた……」が冠になってきているようだ。余談になるが，最初にこの言葉を筆者が見たときは，まだ大学院生時代であり，「えー，じゃあ，それまで医療は科学的根拠に基づいていなかったのか？」と素朴な疑問を抱いたのをよく覚えている。

EBMを進める四つのステップ

　さて，その本家本元のEBMは，治療法を科学的に選択するための方法・指針とされている。山崎ら[1]は，EBMを進めるうえでの具体的な四つのステップを簡潔にまとめている（表1）。①のPICOとは，図1のことを意味している。

　つまり，どのような患者に（機能性表示食品制度（本制度）では疾病罹患者は含まない：参加者），どのような治療方法（ここでは食品）が，どのような比較対照に対して，どのような効果指標をもって，有効かそうでないかをみることである。(E)は，とくに観察研究において，日常生活のなかで曝露され

表1　EBMを進める四つのステップ[1]
① 疑問の定式化（PICO）
② 情報収集（おもに文献検索）
③ 情報の批判的吟味（文献の評価）
④ 患者への適応（総合的な判断）

P - Participant　どういう参加者か？
I - Intervention　介入（食品）特性か？
(E) (Exposure)
C - Comparison　何と比較してか？
O - Outcome　評価項目は？

図1　PI(E)COとは？

ていることを意味し，たとえばトマトを多く食べ続けていること，と考えていただければよい。(I)は言うまでもなく，介入研究として，参加者に何か特別なことを求めている。EBMではその部分は，ある治療法（たとえば新薬の投与など）であるが，本制度ではある機能性関与成分や最終製品ということになる。

　文献収集においては，世界中の研究の成果を得るために論文を集めてくるわけだが，数が多いということもあるし，レフリー・ジャーナルに掲載されたといっても，論文の質はピンキリである。文献収集にあたっては，バイアスのない質の高い研究の成果を用いることが重要である。臨床・疫学研究の教科書には，「ゴミの山はゴミの山」とあり，「真実とかけ離れていることを記述するような不良の研究成果をどれだけ多く収集してきたところで，それはやはり真実からかけ離れている」と判断される。さらには，質の良い研究成果をまとめたとして，換言すれば内的妥当性が確保されていたとしても，目前の患者でそれは受け入れられるのか，ということにな

基礎・総論編 1

図2 エビデンスの三つの流れとシステマティック・レビュー
（文献2から一部改変作図）

つくる → つたえる → つかう

- 疫学・臨床研究
- システマティック・レビュー
- （1）医療従事者，各種の指導者 など
- （2）行政官やガイドライン作成者 など
- （3）製薬・医療機器の企業における開発者 など

図3 研究デザインとエビデンス・グレーディング

高
- RCTのシステマティック・レビュー（SR）
- ランダム化比較試験（RCT）
- 比較臨床試験（Clinical control trial）
- コホート研究（Cohort study）
- 症例対照研究（Case-control study）
- 症例集積研究（Case series, Case report）
- エキスパート・オピニオン（Expert opinion）
低

図4 従来からの総説（レビュー）とシステマティック・レビューの差異

従来型の「総説」：叙述的レビュー（narrative review）
・データベースを用いるが，著者の意図する論文を集める傾向にある。
・低エビデンス・グレーディング研究もRCTの結果も同様に取りまとめる。
・統計的な統合をしないため，著者により結論が異なることがある。

↓

システマティック・レビューの優位性
・世界的にメジャーなデータベースを複数用い，適絡基準に従ってRCTだけを選択的・網羅的に収集する。
・メタ分析により結果を統合し効果を明確にする（主観が入りにくい）。
・論文の質評価などによる批判的吟味，解釈と一般化可能性を示す。

り，「総合的に」というのは患者の嗜好を重視すべきことも意味している。

本制度においても外的妥当性（普遍性）ということで，たとえば，先行研究が外国人による介入（機能性関与成分の摂取）の結果だけだったとして，日本人での研究がない場合，それを日本人の身体特性を鑑みて同等のことが言えるのか，あるいは有害事象は問題ないといえるかが重要になってくる。

エビデンスの三つの流れ

ところで，津谷[2]は，エビデンスには一次研究がなされてから現場で使われるまでのあいだで，大きく三つの段階・流れがあることを述べている（図2）。

まず，ランダム化並行群間比較試験（Randomized controlled trial：RCT）などの介入研究。そしてコホート研究やケース・コントロール研究などの観察研究からなる一次研究が，「エビデンスをつくる」部分に相当する。

次いで，一次研究の個々の結果について質評価や批判的吟味をしながら取りまとめるのが研究レビュー（Systematic review, SR）である。これが「エビデンスをつたえる」部分となる。そして，SRの情報をもとにして，「エビデンスをつかう」部分が，臨床の現場や行政官・ガイドラインなどの作成者である。本制度では，ある機能性関与成分や最終製品についてSRを実施して，肯定的な結果，つまり有効と判断される場合にのみ，製品にその機能をパッケージ化できるわけである。

エビデンス・グレーディング

そのSRだが，RCTに基づくSRの場合は，図3に示すようにエビデンス・グレーディング（格付け）において，最上に位置する。適正に実施されたことを前提として，SRの結論がもっとも事実を反映しているだろうと考える。

次いで，一つ以上のRCT，他のデザインの比較臨床試験，コホート研究と続き，患者データに基づかない権威者の意見は一番下に位置づけられている。たとえば，もしSRの結論と，それ以外の下位の結果と相反する場合には，上位であるSRのほうを採用することになる。したがって，SRはきわめて重要な役割を担っており，複数の一次研究の結果を正しくつたえなければならない，ということを再認識する必要がある。

SRと従来型「総説」の違い

　では，SRと従来型の「総説」（レビュー）との違いは何だろうか？　図4は，両者を対比して示している。従来型の総説は，学術雑誌などに関するデータベースを用いて文献検索を行うが，採用しようとする研究デザインやPICOを明確に設定しないまま行うことがあり，その著者の意図する論文を集めがちであることが指摘されていた。また，研究デザインを事前に定めていない場合，RCTの結果も，エビデンス・グレーディングで下位の研究デザインの結果も，ごちゃまぜに収集することになり，それぞれ対等に結論を導く際に取り入れられていることも問題視されていた。さらには，個々の研究の質評価を実施していないことや，個々の結果を統合するメタアナリシス（Meta-analysis, MA）も実施しておらず，前述のように研究デザインを無視して，単純に有効・無効を1票として数えるなど，それが科学的かどうかという大きな疑問もあった。したがって，従来型の総説は，その著者の意図する結果に導かれやすいという欠点があった。

　しかし，SRの場合には，世界的なデータベースを複数用い，PICOを明確にしつつ，たとえばエビデンス・グレーニングの高いRCTだけを選択的網羅的に収集する。個々の研究の質評価（バイアスリスク）をして，質の低い研究は除外する。MAを実施して，統計学的に統合を行って有効か無効かを明確にできる。さらに批判的吟味により，慎重に結論を下す。つまり，著者の意図する方向へ導くようなバイアスが入りにくい，科学的な総説と言い換えることができるだろう。

参考文献
1) 山崎力，小出大介．臨床研究いろはにほ．ライフサイエンス出版；2015．p.18-9．
2) 津谷喜一郎．EBMにおけるエビデンスの吟味．Ther Res 2003；24：1415-22．

機能性表示食品制度概要：制度におけるSRの位置づけ

本制度成立の背景

平成25（2013）年6月21日，食品を摂取する際の安全性および一般消費者の自主的かつ合理的な食品選択の機会を確保するため，従来の食品衛生法，日本農林規格（JAS）法，健康増進法の食品表示に関する規定を統合し，食品表示に関する包括的かつ一元的な制度を創設することを目的とする「食品表示法」が成立し，平成27（2015）年4月1日に施行された。

食品表示法の第2章（第4条・第5条）に基づく「食品表示基準」の施行により，従来は任意であった食品の栄養表示が原則として義務化された。また，平成25年6月14日に閣議決定された「日本再興戦略-JAPAN is BACK」では「食の有する健康増進機能の活用」として，「規制改革実施計画」では「いわゆる健康食品をはじめとする保健機能を有する成分を含む加工食品及び農林水産物の機能性表示の容認」として，食品の3次機能（体調調節機能）に係る新たな機能性表示制度の創設が謳われた。このようななかで，平成26（2014）年7月30日には消費者庁より「食品の新たな機能性表示制度に関する検討会報告書」が公表され，平成27年4月から「機能性表示食品」制度が開始された。すでに薬局やコンビニエンスストア，スーパーマーケットなどには，「機能性表示食品」というパッケージの多くの製品が販売されている。

本制度は，消費者庁の定めるルールに則り，食品関連事業者（食品表示法 第2条第3項第1号）の責任において，安全性および機能性に関する一定の科学的根拠に基づいて消費者庁長官に届出を行うことで，特定の保健の目的が期待できる旨の表示を行うことが可能となる制度である。

従来，機能性の表示は特定保健用食品と栄養機能食品においてのみ可能であったが，本制度の施行により，機能性をわかりやすく表示した商品の選択肢が増え，消費者がそうした商品の正しい情報を得て適切に選択できることが期待されている。平成28（2016）年10月19日現在，468件の商品が，消費者庁ホームページ（HP）[1]に掲載されている。

制度の特徴

届出された有効性を含むすべての情報が消費者庁HPに公開されるという，世界に類を見ない透明性の高い制度であるが，他にも大きな特徴を有している。

一つ目は，疾病に罹患していない人（未成年者，妊産婦および授乳婦を除く）を対象とした食品であること。二つ目は，生鮮食品を含め，すべての食品が対象であること。三つ目は，安全性および機能性の根拠に関する情報，健康被害の情報収集体制など必要な事項が商品の販売前（少なくとも60日以上前）に届出者から消費者庁長官に提出されなければならないこと。四つ目は，特定保健用食品とは異なり，国が安全性や機能性を審査するわけではなく，あくまで企業責任において表示を行うこと（届出制）。五つ目は，前述のように届出された情報はすべて消費者庁のHPで公開され，事後に修正がなされた場合には，その履歴情報も公開されること。六つ目は，有効性の根拠としてSRを導入したことである。

食品の有効性を示す方法

機能性に関する科学的根拠については，平成27年

3月30日に「機能性表示食品の届出等に関するガイドライン」(「ガイドライン」)[2]に則って「最終商品を用いた臨床試験」と「最終製品又は機能性関与成分に関する研究レビュー」のいずれかで示すこととされている。

前者は一次研究を意味し，後者はSRを意味している。一次研究である「最終製品を用いた臨床試験」は，原則として，特定保健用食品の試験方法に準拠し，査読付き論文として掲載されるとともに，研究計画を臨床試験登録（UMIN-CTRなど）に事前登録することを要件としている。

もう一つのSRによる方法は，「最終製品または機能性関与成分に関するシステマティック・レビュー」として，サプリメント形状の加工食品は臨床試験で，その他加工食品および生鮮食品では臨床試験と観察研究で，肯定的な結果であることを明らかにすることである。

このSRの方法についてもガイドラインのなかで手順が規定されており，届出者（企業など）が定性的または定量的研究レビュー（メタアナリシス）を実施し，totality of evidenceの観点から表示しようとする機能性について肯定的と判断できるものにかぎり，有効性の科学的根拠になりうるとされている。

しかしながら，とくに制度開始前や直後においては，「制度自体がむずかしく，科学的に根拠を示す内容もむずかしすぎる」という声が一部の事業者からあがっていた。その背景には，食品分野には臨床・疫学研究の基礎知識があまり浸透していなかったことが推察され，ましてSRという方法論はまったくといってよいほど知られていなかったことが原因だと考えられる。

塩澤[3]は，「こうした声の多くは，各論的な専門知識というよりも科学的なものの見方や考え方が必ずしも定着していないように思われる」とし，製品が想定する対象者と母集団と標本が整合していること，機能性がアウトカム指標から十分説明できること，明確なPI(E)COの設定を指摘している。この制度を通じて関連事業者が，有効性を示すための科学的根拠の基盤となる臨床・疫学研究の正しい理解を深め，届出される機能性表示は適正なものでなければならないことを示唆している。

表1　SRの実施主体と予想される課題

①自前型
　自社のスタッフで目的成就をめざす！
　⇒本当に，自社内で適正（自律）にできるか？
②自前＋アカデミア・サポート型
　自前での研究能力に限界がある場合，SRの専門家の力を借りながら目的成就をめざす！
　⇒SRに熟練したアカデミア協力者は周囲にいるか？
　どのような関係で実施するのか（COIの問題）？
③業者等への完全委託型
　SRを代わって実施する業者に委託して目的成就をめざす！
　⇒それは適正なSRと言えるのか（他者の作業を全面的に信じるのか）？
　消費者等から質問があった場合，自身でわからないことをどのように回答するのか？

企業等がSRを実施する際の根本的な課題

SRは一朝一夕でできるものではない。まず，一次研究をよく理解していることが大前提である。さらに言うなら，臨床・疫学研究のいろはを勉強していないとスタート地点には立てない。無理をして立ったとしても，専門的な用語や手順・方法が特異的であるため，正しく良質なSRはできないはずだ。筆者も十数年前からSRを実施してきたが，当初は「このやり方でよいのか？」とすべてのプロセスにおいて不安だったことをよく覚えている。

届出のためのSRの実施主体，つまり誰が行うのかは，大きく三つに分類でき，それぞれ課題（一長一短）があると考えられる（表1）。

まず，一つ目の自前型は，届出者の自社スタッフだけで完全に実施するもので，費用もほとんどかからず合理的に見える。しかし，「本当にバイアスなく適正なSRができるのか？」という根本的な疑問が生じる。

具体的に述べると，アカデミアが行うSRでは，ある機能性関与成分が有効だろうと，無効だろうとどちらでも構わず，何よりそれを「正確に伝えることだけ」に終始している。しかし，企業等の届出者が行うSRは，商品にパッケージ化して販売促進を行うことが念頭にあるため，SRの結果は「有効」でないと困るわけであり，最初からアカデミアが行うSRと企業等の届出者が行うSRとは研究に対する心

表2　SR実施のためのチームの例

レビューチーム結成（人は間違いを起こすもの）
表1の①②型を想定した場合の基本構成
　1）研究代表者
　2）データベース等検索者
　3）文献スクリーニング担当者（2名以上で独立評価）
　4）バイアスリスク評価担当者（2名以上で独立評価）
　5）各種の質評価者（非直接性・不精確・非一貫性など）
　6）メタ分析実施者
　7）エビデンス総体記載者
　8）本文記載者

構えが異なる。また，後者にはポジティブな方向へのバイアス（是が非でも「有効」と書きたい）があるのではないかという疑義も生じる。消費者団体の皆さんや有識者が心配するのもこの点ではないだろうか。そうなると，第三者に批判的に吟味してもらい，ときに軌道修正するやり方が必要なのかもしれない。

　二つ目はアカデミアの指導・助言を得ながら自社スタッフで行うかたちである。ここでいうアカデミアとは，臨床・疫学研究の方法論の専門家を意味する。アカデミアの指導・助言は，SRができ上がった最終段階ではなく，計画段階からの参画でなければならない。たとえるならば，「絵具で描いた水彩画はもう直せない」ことを意味し，画用紙がまっさらな状態で絵の構図を決めるところからの指導が重要である。つまり，アカデミアの監修・助言をもらいながら，計画段階で適正にすべての研究方法を決めて行うことが非常に重要である。

　この場合，身近に「協力してもらえるアカデミアがいるか？」「謝金などの金銭的な関与が生じる場合には利益相反の問題が生じるので，届出するSR内に参画したアカデミアが自分の名前を明記することに同意するか？」ということが解決すべき課題かもしれない。

　三つ目はSR実施代行業者等による委託型である。この委託型には，「完全にすべて委託（丸投げ？）」と「部分的に委託」があるようだ。いずれにせよ，高額な委託料が必要であることは言うまでもない。このかたちの大きな欠点は，仮にSRができたとしても，消費者からSRの核心部分についての質問があったときに，首尾一貫して自分たちで行っていないので自信をもって回答できないことである。「代行業のA社にやってもらったので，すぐにはわかりません。その件は，A社に聞いて回答します。」というスタンスで良いのだろうか，それで消費者は納得するのだろうか，「機能性表示食品と冠して販売する企業責任」としていかがなものか，そのあたりが解決すべき課題であろう。

　このように，いずれにしても解決すべき課題があると考えられる。

SR実施のためのチームの基本形

　人はミスをするものである。したがって，SRは1人では実施せず，複数人で行うことが大原則である。表2は，前述の自前型と，自前＋アカデミア・サポート型で実施する場合の例である。とくに，文献のスクリーニングやバイアスリスクの評価などは，2名以上が独立して実施して，事後照合して不一致がある場合には第三者を介して決することが推奨される。

　文献のスクリーニングにおいては，もし1人で行って論文を誤って漏らした場合，後から該当論文を再発見しレビューの対象とすることはきわめて困難である。取りこぼしは，決定的なミスであり，それだけで不適切なSRになることを認識する必要がある。

　バイアスリスクの評価において，一次研究の質評価は一次研究そのものの深い理解がないと適正に実施できないだろう。また，複数人で評価を行うと頻繁に不一致が生じるので，それを正すためにも独立して行うことが大事である。

　エビデンス・グレーディングが最上位にあるがゆえに，SRは慎重に実施する必要があり，実施主体の科学力を結集したチームワークを要するという認識が必要である。

SRの具体的な手順

　SRは表3のような手順でやることが一般的である。何を明らかにしたいか，というリサーチ・クエスチョンを明確化することが出発点になる（事前に同じSRがないかどうかを調べることは当然のこと）。

　入念な計画を立てて，そのプロトコルをUMIN-CTR（University Hospital Medical Information Net-

表3 SRの具体的な手順

1. リサーチ・クエスチョンを設定する（PICO）
   ▶ タイトルを決定する
2. 適格基準，クライテリアを計画する
3. 方法を計画する
   ▶ プロトコルを事前に公表する
4. 研究を検索する
5. 適格基準を適応する
6. データを収集する
7. 研究の妥当性・信頼性（バイアスリスク等）を評価する
8. 結果（構造化抄録）を分析（場合によってメタ分析）して表示する
9. 結果を慎重に解釈・問題点を明記し，結論を記述する
   ▶ レビューを出版する
10. レビューをアップデートし，改善する
    ▶ アップデート版を公表する

work-Clinical Trials Registry）などに事前登録して公開する。そこまでの準備でそのSRの質は70〜80％決まるのではないかと考える。事前登録は，アカデミアのSRにおいて当たり前のことだが，本制度に関して言えば，事前に登録することで後付け解析を防ぐことができる点が最大のポイントであろう。裏を返せば，「事前登録をしていないSRは，途中さまざまな部分で，PICOなどを微調整して，こねくり回すような後付けをしているのではないか？」という疑義のレッテル付きの届出となりかねない。反対に登録していれば，「適切にプロトコルどおりに実施された届出だろう」という見方がなされると考えられる。

事前登録をすると，「競合他社に手の内を知られる」「登録してネガティブな結果だった場合には，当該製品の販売に大きなダメージを与える」というのが，登録をしない大方の理由であろう。この件については，どのように本制度に向き合うか，消費者に向き合うかという届出者の姿勢に関わる部分であり，筆者は強く事前登録を推奨する。（実践編で詳細を解説する）

参考文献
1) 消費者庁ホームページ．機能性表示食品の届出情報．
   http://www.caa.go.jp/foods/index23.html#notification_information
2) 消費者庁ホームページ．機能性表示食品制度の届出等に関するガイドライン．
   http://www.caa.go.jp/foods/pdf/150330_guideline.pdf
3) 塩澤信良．機能性食品ガイドラインの各論に入る前に最低限必要となる留意事項：機能性に係る事項を中心に．イルシー 2015；122：29-34．

3 「研究レビューの質に関する検証事業」報告概要

FFC-SR2における届出SRの質評価と消費者庁の検証事業の差異

　本制度が開始される前の平成27（2015）年3月において，筆者と津谷喜一郎氏，折笠秀樹氏をステアリング・オーサーとする研究グループが研究レビュー（届出SR）の質評価を行うことを計画した。この研究プロジェクトは，Foods with Function Claims（FFC），すなわち機能性表示食品の届出SRをさらにSRすることからニックネームとして，"FFC-SR2"と名付けた。

　具体的な和文題目は，「日本の消費者庁公式ホームページに登録された機能性表示食品のシステマティック・レビューの質：2015年4月スタートの前向きシステマティック・レビュー」，英文題目では，"Quality of systematic reviews of the Food with Function Claims (FFC, *Kinosei-Hyoji-Shokuhin*) registered at CAA website in Japan：prospective systematic review starting April 2015"とした。

　この研究プロトコルは，世界的なSRの登録サイト「PROSPERO（CRD 42015019194）」と，日本の臨床・疫学研究等の登録サイト「UMIN-CTR（UMIN 000017038）」に，それぞれ平成27年4月7日と同年4月4日に公開された。

　研究の目的は，平成27年4月の最初に掲載される見込みのSRから同年10月31日までの期間に消費者庁ホームページに掲載されたSRすべてを，AMSTARチェックリスト（Shea BJ, et al, 2007）と，PRISMA声明チェックリスト（Liberate A, et al, 2009）に基づいて，適正に記載されているかなどを評価するというものであり，それぞれ順調に作業を進めていた。

　そうした折，平成27年10月30日に消費者庁の公告・公示する一般競争入札の入札情報「「機能性表示食品」制度における機能性に関する科学的根拠の検証—届け出られた研究レビューの検証事業」が出され，みずほ情報総研㈱が受注した。

　検証事業の目的は，届出された食品について，その機能性の科学的根拠として提出された届出SRの科学的な評価を行い，平成28年度以降の本制度の適正な運用に向けた課題の抽出，届出SRの質を高める方策等の検討を行うことを目的として，下記の業務が求められていた。

　①PRISMA声明チェックリストに基づく検証
　②本制度における届出SRに特有な報告方法の質の検証
　③機能性表示食品の届出SRの改善ポイントを提示

　先発のFFC-SR2プロジェクトと検証事業は，明らかにしようとする内容で一致する点が多いことから，みずほ情報総研㈱の依頼を受け，FFC-SR2のメンバーは，この検証事業の目的成就のためにワーキンググループの一員として参画することを同意した。

　FFC-SR2は，もともと学術研究が目的であり，たとえば当初から予定していたPRISMA声明チェックリストを用いた質評価の結果や各種のレビューのアイデアは，学術論文として公表することをねらいとしていたが，検証事業の成果物（報告書）に係るすべての著作権等の知的財産権は，消費者庁に帰属することになっていた。FFC-SR2メンバーは，検証事業は国のためになる仕事なので，自分たちの研究業績にすることを断念し，ワーキング・グループのメンバーになることに快諾した経緯があった。

　ただし，AMSTARによる質評価は，消費者庁の掲げた仕様書に含まれていないことから，別研究として引き続きFFC-SR2のメンバーが実施した。図1は，その概要を示している。ちなみに，検証事業は

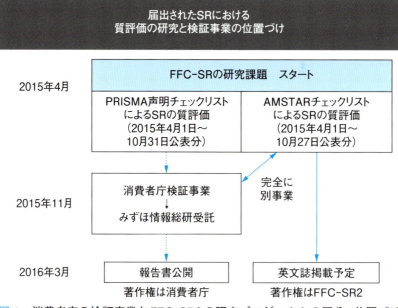

図1 消費者庁の検証事業とFFC-SR2の研究プロジェクトの区分・位置づけ

届出122件（対象51編のSR），FFC-SR2は届出118件（対象49編のSR）が対象となっているが，前者は平成27年10月31日時点での消費者庁HPに掲載分，後者は同年10月27日時点の分で少し数が異なっている。これは，10月27日に公開されたので，その週はもうHPに公開されることはないだろうと筆者が見切り判断をして，研究を開始したための差異であり，他意はまったくないことを申し添える。

検証事業の概要[1]*

*ここでは，検証事業の報告書の概要を抜粋しながら説明するかたちをとる。

1 事業の範囲

この検証事業では，PRISMA声明チェックリスト（2009年）に基づく評価のほか，機能性表示食品のSR特有の多くの評価方法を検討している。取り扱う範囲や，内容の正確な理解と解釈を促すうえで注意すべき事項をあらかじめ明確にしている。

具体的には，記述すべき事項などに関して，不履行や記入漏れ，不確かな点がないかを検証し，どのように記述すべきかを提案することが主眼であった。一方，食品の機能性表示におけるおもな関心事は，機能性関与成分や最終製品は，「本当に安全なのか」「作用機序は本当に明確なのか」「本当に機能があるのか」の3点だと考えられるが，これらを明らかにするには，届出SRや別の資料で提出された「引用・参考にした一次研究」にさかのぼることと，個々の研究報告の質を評価しなければ結論を下すことはできないので範囲外としている。あくまで報告方法の質の評価に限定している。

2 PRISMA声明チェックリストでの評価結果

平成27年10月31日までに公表された食品122件から「届出の撤回（2件）」「最終製品を用いた臨床試験による届出（21件）」を除いた99件の食品の届出で提出された届出SR（99編）のうち，すでに届出済みのものと重複する届出SR（48編）を除外した結果，51編の届出SRが質評価の対象となっている。

質評価に当たっては，27の大項目からなる「PRISMA声明チェックリスト（2009年）」に合計45の下位項目を設定し，「PRISMA声明チェックリスト：機能性表示食品のための拡張版」によって実施され，45の小項目について，「実施・記述あり」「不履行・記述なし」「不十分又は不明瞭な記述」「該当しない項目」に分類し，記述状況を整理している。

その結果，届出SRごとに45項目中何%の項目で不備があったか（不備率）をみたところ，平均値±標準偏差（最小値-最大値）は36.4±17.2%（2.2-80.0%）であったことを報告している。なお，すべ

ての評価結果（「実施・記述あり」「不履行・記述なし」「不十分又は不明瞭な記述」に分類する際の判断）についてのレビューワー間の一致率は66.0%，κ係数は0.466であったとしている。ただし，「実施・記述あり」と「不履行・記述なし」に限っては，一致率は87.0%，κ係数は0.647であったことを報告している。

つまり，不備の多いSRが多かったことに加えて，質評価者にとって判定がむずかしい書きぶりがあった。たとえば「書いてあるといえば書いてあるが，十分な情報とはいえない」や「書いてはあるが，その意味がわからない」というように，実施に関する明確な記述ではないSRが多かった。不明瞭な記述では困るわけで，誰が見ても必要な情報がすぐに把握できるSRでなければならない（個々の項目の詳細解説は実践編8を参照）。

3 「機能性表示食品」制度における届出SRに特有の報告方法の質の検証

ここでは，「検索」「個々の論文のバイアス・リスク評価」「エビデンス総体の評価」「メタアナリシスの手順・記述」「その他の本制度の届出SRに特有な内容」の適正性を，それぞれ届出SRの記述内容から検証している。

1）検索についての課題点

検証した届出SRのなかには，検索式の記述が不正確なものや，記述された検索式で検索をしても検索結果編数が一致しないものもあったと報告している。検索式の正しい記述は，検索結果編数を正確に記述することが重要だとしている（詳細は実践編5を参照）。

また，検索キーワードが不足している届出SRや，検索対象年やアウトカム等で不必要に絞込みを行い，検索式を正しく記述していない届出SRもあったことを指摘している。さらに，Clinical Questionごとにキーワード，シソーラス（MeSHなど）を組み合わせた最適な検索式をデータベースの特性に合わせて設定することや，害と不利益を含んだ幅広いアウトカムを拾うため，検索式のなかにPICOのうちで，O（outcome）は含めないことが望ましい，さらに論文数が多い場合でも，言語などのフィルターを用いての絞込みは原則として行わないことが望ましいと指摘している。

2）個々の論文のバイアス・リスク評価についての課題点

届出SRのなかには，バイアス・リスクの評価方法について十分な記述がなされていないものがあることを報告している。評価方法に関する十分な記述がなければ，第三者が届出SRを再現できないことに加え，得られた結果を客観的に判断することもできないとしている。また，バイアス・リスクの評価が独立した2名で行われたか否かが不明なSRが多数あり，評価者2名の評価の一致度，κ係数が記述されているものが少なかったことを報告している。さらに，約90%の届出SRにおいてバイアス・リスクの評価結果に関する何らかの記述がなされていたものの，「別紙のとおり記述した」という不十分な記述にとどまるもの，本文の結果や考察における記述がないSRが多いこと，またバイアス・リスクの高い一次研究をどのように対処したのかの記述が不十分なことなどが，今後の課題として指摘されている。

3）エビデンス総体の評価についての課題点

エビデンス総体の非直接性，不精確，非一貫性のそれぞれについて，評価方法が十分に記述されていた届出SRは17.6%〜29.4%，また，エビデンス総体の非直接性，不精確，非一貫性のそれぞれについて評価結果が十分に記述されている届出SRも17.6%〜41.2%にとどまり，第三者が評価内容を十分に把握し，理解できる届出SRが多いとは言いがたい状況であったことが述べられている。

さらに，バイアス・リスク，非直接性，不精確，非一貫性の全項目で，方法と結果ともに十分な記述がそろっている届出SRはわずか4編（7.8%）であり，結論を客観的に判断しうる十分な情報が記述されていないものが多いことが課題として示されている。

4）メタアナリシスの手順・記述についての課題点

メタアナリシスの手順および記述に関する充足割合は，おおむね高い値であったとしている。今後の課題として，平均値・標準偏差の情報が欠落しているような研究をどのように取り扱ったかについての記述を求めている。とくに，メタアナリシスを用いた研究論文のなかには，平均値は記述があるものの，標準偏差は欠落しているものもあると考えられるので，どのように処理したのかや，そういった研究論文は存在したのかしなかったのかを記述するこ

とが必要であるとしている。(実践編6を参照)
5) その他の本制度の届出SRに特有な内容の適正性についての課題

a．レビューワーの特性について

数多くのデータベースを駆使した網羅的な検索と検索した論文のレビュー作業に専門知識を有する者が参画することは，届出SRの質を高めるうえで重要な役割を果たすと考えられるため，推奨される事項だと報告されていた。

b．ハンドサーチの実施について

学術雑誌や学会抄録等を用いて簡便にできる方法であり，対象論文の見落としを防ぐためにも必要な検索方法であるとしている。また，ハンドサーチを行った場合は，学術雑誌等の名称・巻数・号数・出版年の記述や，ハンドサーチの実施方法などの明確な記述が必要だと指摘している。

c．スクリーニング者の独立性について

前述したが，論文の漏れを防ぐためにダブルチェックの必要性が改めて指摘されている。

d．採用した研究デザインについて

方法においてPI（E）COS形式での記述が重要であり，とくに本文中に採用する予定の研究デザインを記述することが必須であるとしている。もし，そうしなければ，機能性を示す研究結果が得られた研究デザインが選択的に採用される危険が生じるだろうという指摘がなされている。

e．疾病罹患者データ採用の有無について

機能性表示食品は疾病の治療や予防を目的とするものでなく，健康の維持および増進に役立つ旨または適する旨を表示するものであるため，疾病罹患者のデータを届出SRに用いることはできない。科学的前提として，参加者の主要アウトカムや副次アウトカムの初期値が著しく高い，または低いものを含んでいる場合には，疾病罹患者データが混在していると考え，その研究は届出SRに使用すべきではない。しかし，疾病罹患者と考えられるデータを含む論文が採用されているSRも存在したことを報告している。

「PRISMA声明チェックリスト：機能性表示食品のための拡張版」に基づく適正な研究レビューの記述例

報告書には，付録としてどのように記述すればよいかのマニュアルが添付されている。具体的な例なので参考になるだろう。実践編8では，さらにそれをかみ砕き，陥りやすい悪い例なども対比しながら解説する。

参考文献
1) 消費者庁ホームページ．「機能性表示食品制度における機能性に関する科学的根拠の検証—届け出れた研究レビューの質に関する検証事業」報告書．2016．http://www.caa.go.jp/foods/index23.html#report

研究のための国際的なルールについての概説：CONSORT／PRISMA・AMSTARを中心に

届け出に際して，理解しておかなければならないチェックリストとして，CONSORT 2010，PRISMA声明，AMSTARがある。これらを含めたさまざまなチェックリストを解説した成書としては，「臨床研究と疫学研究のための国際ルール集」(2008年，ライフサイエンス出版)[1]と「臨床研究と疫学研究のための国際ルール集 Part 2」(2016年，ライフサイエンス出版)[2]の二冊がある。本項では，これらの成書が発刊された背景とニーズについて概説するとともに，本制度の届け出において必須，あるいはよく理解しておくべきこれら三つのチェックリストについても概説を加える。

背景とニーズ

1990年代初頭からEBMの普及とともに，エビデンスを「つくる」臨床研究や疫学研究への関心が急速に高まっていた。2008年までの当該分野に関連すると考えられる主要な出来事を列挙すると，1996年にCONSORT声明初版(RCTのため)，1999年にQUOROM声明(RCTのSRのため)，2000年にMOOSE提案(観察研究のSRのため)，2001年にCONSORT声明2001年改定版，2003年にCOPE提案(出版倫理委員会による出版指針)，2004年にオタワ声明 Part 1 (臨床試験の国際的登録に関する原則)，GRADE提案(エビデンスの質とお勧め度のグレーディング)，2006年に各種のCONSORT声明(非劣勢および同等性のRCTへの拡張版，ハーブ介入RCTへの拡張版，害の報告への拡張版など)，2007年にSTROBE(観察研究の報告)，2008年に生物医学雑誌への統一投稿規定の改定など，重要な声明や提案が次々となされていた。

また，2008年6月にEQUATOR Network (http://www.equator-network.org/) が開設され，前述の声明やチェックリストを網羅してわかりやすくまとめ，世界中の研究者が利用しやすくしようという取り組みがなされるようになった。現在でも，随時更新され新しい声明・チェックリストが掲載されている。こうしたなかで，日本人にとって前述のような重要な声明・チェックリストや提案などがすぐに理解できるように，ということで中山健夫氏と津谷喜一郎氏のイニシアチブにより，2008年版(以下 Part 1)が発刊された。

Part 2は，Part 1が発刊されてから8年間の月日が流れ，またさらに多くの声明・チェックリストなどが公表されているが，それらをカバーすることを目的に発刊された。主要なものをあげると，2009年のPRISMAチェックリスト(SR)，2010年のCONSORT2010チェックリスト，2015年の医学雑誌における学術研究の実施，報告，編集，出版への推奨(2015年12月アップデート版)などがある。

内容構成

Part 1の内容は，全般的指針，臨床試験登録，CONSORT声明関連，相補代替医療関連のCONSORT声明，ランダム化比較試験以外の研究デザイン，総合型研究などについてであった。

Part 2は，Part 1が出版された2008年以降に公表されたチェックリストが掲載されている。たとえば，CONSORT 2010のようにPart 1で紹介されているチェックリストでも，アップデートがなされているものがあるので，最新のPart 2を確認する必要がある。Part 2も，全般的指針，臨床試験登録，CONSORT声明関連，相補代替医療関連のCONSORT声明，ランダム化比較試験以外の研究デザイン，総合

表1 ランダム化比較試験を報告する際に含まれるべき情報のCONSORT 2010チェックリスト*
CONSORT 2010 checklist of information to include when reporting a randomized trial

章/トピック (Section/Topic)	項目番号 (Item No)	チェックリスト項目 (Checklist Item)	報告頁 (Reported on page No)
タイトル・抄録 (Title and Abstract)	1a	タイトルにランダム化比較試験であることを記載。	
	1b	試験デザイン (trial design), 方法 (method), 結果 (result), 結論 (conclusion) の構造化抄録 (詳細は「雑誌および会議録でのランダム化試験の抄録に対するCONSORT声明」を参照)。	
はじめに (Introduction)			
背景・目的 (Background and Objective)	2a	科学的背景と論拠 (rationale) の説明。	
	2b	特定の目的または仮説 (hypothesis)。	
方法 (Method)			
試験デザイン (Trial Design)	3a	試験デザインの記述 (並行群間, 要因分析など), 割付け比を含む。	
	3b	試験開始後の方法上の重要な変更 (適格基準 eligibility criteria など) とその理由。	
参加者 (Participant)	4a	参加者の適格基準 (eligibility criteria)。	
	4b	データが収集されたセッティング (setting) と場所。	
介入 (Intervention)	5	再現可能となるような詳細な各群の介入。実際にいつどのように実施されたかを含む。	
アウトカム (Outcome)	6a	事前に特定され明確に定義された主要・副次的アウトカム評価項目。いつどのように評価されたかを含む。	
	6b	試験開始後のアウトカムの変更とその理由。	
症例数 (Sample size)	7a	どのように目標症例数が決められたか。	
	7b	あてはまる場合には, 中間解析と中止基準の説明。	
ランダム化 (Randomization)			
順番の作成 (Sequence generation)	8a	割振り (allocation) 順番を作成 (generate) した方法。	
	8b	割振りのタイプ：制限の詳細 (ブロック化, ブロックサイズなど)。	
割振りの隠蔵機構 (Allocation concealment mechanism)	9	ランダム割振り順番の実施に用いられた機構 (番号付き容器など), 各群の割付けが終了するまで割振り順番が隠蔵されていたかどうかの記述。	
実施 (Implementation)	10	誰が割振り順番を作成したか, 誰が参加者を組入れ (enrollment) たか, 誰が参加者を各群に割付けた (assign) か。	
ブラインディング (Blinding)	11a	ブラインド化されていた場合, 介入に割付け後, 誰がどのようにブラインド化されていたか (参加者, 介入実施者, アウトカムの評価者など)。	
	11b	関連する場合, 介入の類似性の記述。	
統計学的手法 (Statistical method)	12a	主要・副次的アウトカムの群間比較に用いられた統計学的手法。	
	12b	サブグループ解析や調整解析のような追加的解析の手法。	
結果 (Results)			
参加者の流れ (Participant flow) (フローチャートを強く推奨)	13a	各群について, ランダム割付けされた人数, 意図された治療を受けた人数, 主要アウトカムの解析に用いられた人数の記述。	
	13b	各群について, 追跡不能例とランダム化後の除外例を理由とともに記述。	
募集 (Recruitment)	14a	参加者の募集期間と追跡期間を特定する日付。	
	14b	試験が終了または中止した理由。	
ベースライン・データ (Baseline data)	15	各群のベースラインにおける人口統計学的 (demographic), 臨床的な特性を示す表。	
解析された人数 (Number analyzed)	16	各群について, 各解析における参加者数 (分母), 解析が元の割付け群によるものであるか。	
アウトカムと推定 (Outcome and estimation)	17a	主要・副次的アウトカムのそれぞれについて, 各群の結果, 介入のエフェクト・サイズの推定とその精度 (95%信頼区間など)。	
	17b	2項アウトカムについては, 絶対エフェクト・サイズと相対エフェクト・サイズの両方を記載することが推奨される。	
補助的解析 (Ancillary analysis)	18	サブグループ解析や調整解析を含む, 実施した他の解析の結果。事前に特定された解析と探索的解析を区別する。	
害 (Harm)	19	各群のすべての重要な害 (harm) または意図しない効果 (詳細は「ランダム化試験における害のよりよい報告：CONSORT声明の拡張」を参照)。	
考察 (Discussion)			
限界 (Limitation)	20	試験の限界, 可能性のあるバイアスや精度低下の原因, 関連する場合は解析の多重性の原因を記載。	
一般化可能性 (Generalisability)	21	試験結果の一般化可能性 (外的妥当性, 適用性)。	
解釈 (Interpretation)	22	結果の解釈, 有益性と有害性のバランス, 他の関連するエビデンス。	
その他の情報 (Other information)			
登録 (Registration)	23	登録番号と試験登録名。	
プロトコール (Protocol)	24	可能であれば, 完全なプロトコールの入手方法。	
資金提供者 (Funding)	25	資金提供者と他の支援者 (薬剤の供給者など), 資金提供者の役割。	

*本声明は, 各項目についての重要な解説を記載したCONSORT 2010解説と詳細とともに用いることを強く推奨する。クラスターランダム化比較試験, 非劣性・同等性試験, 非薬理学的治療, ハーブ療法, 実践的試験については, CONSORT声明拡張版を推奨する。(本チェックリスト関連の最新情報は www.consort-statement.org を参照)。

文献4) より転載

表2 PRISMA声明：システマティック・レビューまたはメタアナリシスを報告する際に含めるべき項目のチェックリスト

章/トピック	項目番号	チェックリスト項目	報告頁
タイトル (Title)			
タイトル (Title)	1	「システマティック・レビュー」か「メタアナリシス」か，あるいはその両方であるかを明示する。	
抄録 (Abstract)			
構造化抄録 (Structured summary)	2	背景 (background)，目的 (objective)，データ源 (data source)，研究の適格基準 (study eligibility criteria)，参加者 (participant)，介入 (intervention)，研究の評価と統合法 (study appraisal and synthesis method)，結果 (result)，限界 (limitation)，結論 (conclusion)，重要な知見の意味合い (implication of key finding)，システマティック・レビュー登録番号 (registration number) を適宜含む構造化抄録を提供する。	
はじめに (Introduction)			
論拠 (Rationale)	3	レビューの論拠を，既知の事実に照らして記述する。	
目的 (Objective)	4	対処すべき明確なクエスチョン (question) のステートメントを，参加者 (participant)，介入 (intervention)，比較 (comparison)，アウトカム (outcome)，研究デザイン (study design) のPICOS形式で提供する。	
方法 (Methods)			
プロトコールおよび登録 (Protocol and registration)	5	レビュー・プロトコールがあるか，レビュー・プロトコールにアクセスできるか，できる場合はその場所 (例：ウェブアドレス)，また登録番号などの登録情報があればそれらを示す。	
適格基準 (Eligibility criteria)	6	適格性 (eligibility) の基準として用いた研究の特性 (study characteristic) (例：PICOS，追跡期間) と報告の特性 (report characteristic) (例：考慮した年数，言語，発表状態) を明記し，論拠を与える。	
情報源 (Information source)	7	検索におけるすべての情報源 (例：データベースとその対象期間，データベース以外の研究を特定するための著者への連絡) と最終検索日を記述する。	
検索 (Search)	8	検索を再現できるよう，少なくとも1つのデータベースについての電子的な検索式 (search strategy) を，用いたすべての制限も含めて詳細に記述する。	
研究の選択 (Study selection)	9	選択プロセス (すなわち，スクリーニング，適格性，システマティック・レビューへの採択，該当する場合はメタアナリシスへの採択) を述べる。	
データ収集プロセス (Data collection process)	10	データ抽出法 (例：パイロットフォームを用いている，独立して行う，二重に行う)，ならびに研究実施者 (investigator) からのデータの入手と確認のあらゆるプロセスを記述する。	
データ項目 (Data item)	11	探索されたすべてのデータ (例：PICOS，資金源)，あらゆる仮定 (assumption) や単純化 (simplification) を，リストアップし定義する。	
個別の研究のバイアス・リスク (Risk of bias in individual studies)	12	個別研究のバイアス・リスク評価に用いた方法 (研究レベルで評価したか，アウトカムレベルで評価したかも含めて) と，あらゆるデータ統合においてこの情報をどのように使用したかを記述する。	
要約尺度 (Summary measure)	13	主要な要約尺度 (summary measure) (例：リスク比 risk ratio，平均差 difference in mean) を述べる。	
結果の統合 (Synthesis of results)	14	実施した場合は，データの取り扱いと研究結果の統合の方法を，各メタアナリシスの一致性 (consistency) の尺度 (例：I^2統計量) も含めて記述する。	
全研究のバイアス・リスク (Risk of bias across studies)	15	累積エビデンス (cumulative evidence) に影響を及ぼしうるバイアス・リスク (出版バイアス publication bias，研究内での選択的報告 selective reporting など) の評価について明示する。	
追加的解析 (Additional analysis)	16	追加的解析 (例：感度分析またはサブグループ解析，メタ回帰) があればその方法を，事前に指定していたか否かも含めて記述する。	
結果 (Results)			
研究の選択 (Study selection)	17	スクリーニングした研究，適格性を評価した研究，レビューに含めた研究の，各件数と各段階での除外理由を，できればフローチャートで示す。	
研究の特性 (Study characteristic)	18	各研究について，どのデータを抽出したか (例：研究サイズ study size，PICOS，追跡期間) と出典を示す。	
研究内のバイアス・リスク (Risk of bias within study)	19	各研究のバイアス・リスクのデータと，もしあればあらゆるアウトカムレベルでの評価を提示する (項目12を参照)。	
個別の研究の結果 (Results of individual studies)	20	考慮した全アウトカム (利益または害) について，各研究における (a) 各介入群の単純な要約データ (simple summary data)，および (b) 効果の推定量 (effect estimate) と信頼区間 (confidence interval) を，できればフォレスト・プロット (forest plot) で示す。	
結果の統合 (Synthesis of results)	21	実施した各メタアナリシスの結果を，信頼区間 (confidence interval) と均一性 (consistency) の尺度も含めて提示する。	
全研究のバイアス・リスク (Risk of bias across studies)	22	全研究のバイアス・リスク評価の結果を提示する (項目15を参照)。	
追加的解析 (Additional analysis)	23	追加的解析 (感度分析またはサブグループ解析，メタ回帰など) があれば，その結果を示す (項目16を参照)。	
考察 (Discussion)			
エビデンスの要約 (Summary of evidence)	24	各主要アウトカムのエビデンスの強さを含めておもな知見をまとめ，それらと鍵となるグループ (例：医療提供者，使用者，政策決定者) との関連性 (relevance) を考察する。	
限界 (Limitation)	25	研究レベルとアウトカムレベルでの限界 (バイアス・リスクなど)，レビューレベルでの限界 (例：同定した研究の収集が不完全 (incomplete retrieval of identified research)，報告バイアス) について議論する。	
結論 (Conclusion)	26	その他のエビデンスと照らし合わせた全般的な結果の解釈と，今後の研究の意味合い (implication) を提供する。	
資金源 (Funding)			
資金源 (Funding)	27	システマティック・レビューの資金源とその他の支援 (例：データ提供)，システマティック・レビューにおける資金提供者 (funder) の役割を説明する。	

文献6) より転載

表3 AMSTAR：システマティック・レビューの方法論的な質を評価するために作成された測定ツール

1．デザインは"あらかじめ（a priori）"提示されたか？ 研究の疑問および組入れ基準（inclusion criteria）はレビューの実施前に規定する。	□はい □いいえ □回答不能 □非該当
2．研究の選択とデータの抽出は複数で行われたか？ 少なくとも2人のデータ抽出者（data extractors）が存在し，不一致があった場合は合意された方法により取り扱う。	□はい □いいえ □回答不能 □非該当
3．包括的な文献検索がなされたか？ 少なくとも2つの電子的なデータ源を検索する。報告では検索に含めた年と用いたデータベース（たとえばCentral, EMBASE, MEDLINE）を記載する。キーワードおよび/またはMESHタームを明示しなければならず，可能なら検索式を提示する。検索は，最新の研究，レビュー，教科書，特殊なデータベース（specialized register），特定の研究分野における専門家の意見を参考にし，見つかった研究における引用文献をさらに検討して補完する。	□はい □いいえ □回答不能 □非該当
4．出版形態（status of publication）（灰色文献 grey literatureなど）は組入れ基準に用いられたか？ 著者らは，出版のタイプ（publication type）に関係なく報告を検索したことを明示する。また，出版形態，言語等に基づいて何らかの報告を（システマティック・レビューから）除外したか否かについても明示する。	□はい □いいえ □回答不能 □非該当
5．（組入れられたおよび除外された）研究のリストは提示されたか？ 組入れられたおよび除外された研究のリストを提示する。	□はい □いいえ □回答不能 □非該当
6．組入れられた研究の特性（characteristics）は提示されたか？ 表のような集約された形式で，参加者，介入，アウトカムに関する元の研究からのデータを提示する。解析されたすべての研究における特性の範囲（ranges of characteristics），たとえば年齢，人種，性，関連する社会経済的なデータ，疾患の状態，罹患期間，重症度，その他の疾患などを報告する。	□はい □いいえ □回答不能 □非該当
7．組入れられた研究の科学的な質は評価され，記録されていたか？ "あらかじめ決められた"評価の方法を提示する（たとえば有効性試験 effectiveness studyに対して，ランダム化二重盲検プラセボ対照試験のみを組入れること，あるいは組入れ基準として割付けの隠蔽 allocation concealmentを採用した場合など）；他のタイプの研究に対しては，代わりの項目が関連するであろう。	□はい □いいえ □回答不能 □非該当
8．組入れられた研究の科学的な質は，結論を導く際に適正に利用されたか？ 方法論的な厳密さや科学的な質に関する結果は，解析とレビューの結論において考慮し，推奨を導く際に明確に示す。	□はい □いいえ □回答不能 □非該当
9．研究結果を併合する（combine）のに用いられた方法は適正だったか？ 統合された結果（pooled results）に対し，研究が併合可能であったことを保証し，その均質性（homogeneity）を評価するための検定を行う（均質性に対するカイ2乗検定，I^2）。異質性（heterogeneity）が存在する場合，変量効果モデル（random effects model）を用いるか，および/または併合することの臨床的妥当性（併合が理にかなっているか）を考慮する。	□はい □いいえ □回答不能 □非該当
10．出版バイアスの可能性は評価されたか？ 出版バイアスの評価には，グラフによる補助（たとえば漏斗状プロット funnel plot，その他の利用可能な検定），および/または統計学的な検定（たとえばEgger回帰検定）の組み合わせを用いる。	□はい □いいえ □回答不能 □非該当
11．利益相反は明示されたか？ 可能性のある資金源（potential sources of support）は，システマティック・レビューと，レビューされた研究どちらにおいても明示する。	□はい □いいえ □回答不能 □非該当

文献8）より転載

型研究などで構成されている。

本制度に関連するチェックリストの概説

今後，届出者に必要と考えられる三つのチェックリストを概説する。

1　CONSORT2010 チェックリスト[3,4]（表1）

ランダム化並行群間比較試験（RCT）のための一般事項に関するチェックリストである。本制度では，一次研究に基づく届け出において十分な理解が求められる。

2　PRISMA 声明チェックリスト[5,6]（表2）

PRISMA声明チェックリストは，SRを報告するためのチェックリストである。検証事業においても，これに基づいて記載がなされているかの評価がなされた。SRでの届出者は十分な理解が必要である。なお，検証事業の報告書には，「PRISMA 声明チェックリスト：機能性表示食品のための拡張版」と称する詳細なリストがあるので，合わせて確認するとよい。

3　AMSTAR チェックリスト[7,8]（表3）

AMSTARチェックリストは2007年に開発された，SRの質を評価するツールである。追って2010年にRevised-AMSTAR[9]が開発されたが，評価者内信頼性と評価者間信頼性においては，AMSTARのほうが高いというPieperら（2015）の報告[10]がある。このことから，FFC-SR2は，AMSTARチェックリストを用いて届出SRの質評価を実施している。PRISMAと合わせて，研究計画段階からこれらの必須要素を組み入れながら進めることで良質のSRになると考えられる。

参考文献

1) 中山健夫，津谷喜一郎　編著．臨床研究と疫学研究のための国際ルール集．ライフサイエンス出版；2008.
2) 中山健夫，津谷喜一郎　編著．臨床研究と疫学研究のための国際ルール集Part 2．ライフサイエンス出版；2016.
3) Schulz KF, Altman DG, Moher D；CONSORT Group. CONSORT 2010 statement：updated guidelines for reporting parallel group randomised trials. BMJ 2010；c332. Doi.：10.1136/bmj.c332.
4) Schulz KF, Altman DG, Moher D；CONSORT Group. CONSORT 2010 statement：updated guidelines for reporting parallel group randomised trials. BMJ. 2010；340：c332. doi：10.1136/bmj.c332.［日本語訳：津谷喜一郎，元雄良治，中山健夫，訳．CONSORT 2010 声明：ランダム化並行群間比較試験報告のための最新版ガイドライン．薬理と治療 2010；38：939-47.］
5) Liberati A, Altman DG, Tetzlaff J, Mulrow C, Gøtzsche PC, Ioanndis JP, et al. The PRISMA statement for reporting systematic reviews and meta-analyses of studies that evaluate health care interventions：explanation and elaboration. Ann Intern Med 2009；151：W65-94.
6) Moher D, Liberati A, Tetzlaff J, Altman DG；PRISMA Group. Preferred reporting items for systematic reviews and meta-analyses：the PRISMA statement. PLoS Med. 2009；6：e1000097. doi：10.1371/journal.pmed.1000097.［日本語訳：金子善博，津谷喜一郎，中山健夫，訳．システマティック・レビューおよびメタアナリシスの報告における望ましい報告項目：PRISMA 声明．In：中山健夫，津谷喜一郎　編著．臨床研究と疫学研究のための国際ルール集Part 2．ライフサイエンス出版, 2016, p.140-7.］
7) Shea BJ, Grimshaw JM, Wells GA, Boers M, Andersson N, Hamel C, et al. Development of AMSTAR：a measurement tool to assess the methodological quality of systematic reviews. BMC Med Res Methodol 2007；7：10.
8) Shea BJ, Grimshaw JM, Wells GA, Boers M, Andersson N, Hamel C, et al. Development of AMSTAR：a measurement tool to assess the methodological quality of systematic reviews. BMC Med Res Methodol. 2007；7：10.［日本語訳：折笠秀樹，上岡洋晴，津谷喜一郎，訳．AMSTAR：システマティック・レビューの方法論的な質を評価するための測定ツールの開発．In：中山健夫，津谷喜一郎編著．臨床研究と疫学研究のための国際ルール集Part 2．ライフサイエンス出版，2016, p.148-55.］
9) Kung J, Chiappelli F, Cajulis OO, Avezova R, Kossan G, Chew L, et al. From systematic reviews to clinical recommendations for evidence-based health care：validation of revised assessment of multiple systematic reviews（R-AMSTAR）for grading of clinical relevance. Open Dent J 2010；4：84-91.
10) Pieper D, Buechter RB, Li L, Prediger B, Eikermann M. Systematic review found AMSTAR, but not R（evised）-AMSTAR, to have good measurement properties. J Clin Epidemiol 2015；68：574-83.

第2章　実践編

5 SRにおける文献検索の留意点と実際

6 研究レビューにおける統計学的留意点
—Statistical considerations in conducting systematic reviews—

7 機能性表示内容の適正な表現における留意点

コラム　疫学・臨床研究の実施・公表におけるバイアスとそのチェック方法

8「PRISMA声明チェックリスト：機能性表示食品のための拡張版」に基づく適正な研究レビューの記述例とその解説

5 SRにおける文献検索の留意点と実際

エビデンスの網羅的検索を実施する

SRは、基礎・総論編2で上岡が示すように、「①リサーチ・クエスチョンの設定（PICO）、②適格基準、クライテリアを計画、③方法を計画、④研究を検索、⑤適格基準を適応、⑥データを収集、⑦研究の妥当性・信頼性を評価、⑧結果を分析して表示、⑨結果を慎重に解釈・問題点を明記し、結論を記述、⑩レビューをアップデートし、改善」の10ステップからなる。その4番目の「研究を検索」、つまり、エビデンスの網羅的検索のために、文献データベースなどの各種情報源を利用した文献検索をテーマに応じて行う必要がある。

報告書によると「本制度における届出SRは、ガイドラインで定められた様式で記述する必要があり、学術研究の分野におけるSRとは異なる、特有の報告方法が求められる部分がある。また、検索戦略においても、食品に限定したSRであることから、漏れのない検索を実施するためには一般のSRとは異なる戦略が必要となる。」とある。

ヘルスサイエンス分野のSRの特徴

では、学術分野、とくにヘルスサイエンス分野におけるSRと機能性表示食品制度における届出SRにはどのような違いがあるか考えてみたい。ヘルスサイエンス分野のSRというとThe Cochrane Libraryに収載されるCochrane Database of Systematic Reviews（以下、CDSR）が代表的である。CDSRは、作成指針"Cochrane Handbook for Systematic Reviews of Interventions"（ver. 5.1.0）に基づいて作成されている。

このなかで、検索については、第6章"Searching for studies"に記載があり、「The Cochrane Central Register of Controlled Trials（CENTRAL）、MEDLINE、EMBASEは検索すること、検索は精度が相対的に低くなるかもしれないが、感度高く検索すること、自由語とサブジェクトヘディングを組み合わせて検索すること、多すぎる検索戦略は避けるべきだが、それぞれの戦略に合わせた多種多様な検索語をorでつないで検索すること」などとされている。

機能性表示食品制度における届出SRの特徴

一方で、機能性表示食品制度における届出SRにおけるエビデンス収集では、機能性表示食品の届出等に関するガイドライン本文（V）第3の1（2）"研究レビューに係る基本的な考え方"に記載があり、「当該分野に応じた文献データベースを適切に用いることなどにより、査読付きの学術論文等、広く入手可能な文献（1次研究。未報告の研究情報（研究計画について事前登録されているが、実施中などの理由により未報告であるもの等）及び未公表論文についても収集することが望まれる。）を収集・精査し、これを基に機能性の評価を行う。文献検索に当たっては、言語バイアス（特に英語バイアス）を避ける観点から、海外の文献データベースを用いた英語論文の検索のみではなく、国内の文献データベースを用いた日本語論文の検索も行うこととする。海外で行われた研究については、日本人への外挿性を考慮する必要がある。」とされている。

また、「別紙3システマティックレビュー（systematic review：SR）の実施手順に係る考え方（例）」には④レビュープロトコルの作成の項に検索データベースとして、文献データベースについて「データベースの種類は特に定めないが、当該分野の文献検索で客観的に妥当と思われるものを適切に選定す

表1 CDSRにおけるSRと機能性表示食品制度における届出SRの比較ポイント

	ヘルスサイエンス分野，CDSRにおけるSR	機能性表示食品制度における届出SR
検索対象DBに関する記述	CENTRAL, MEDLINE, EMBASEを中心に検索	データベースの種類はとくに定めないが，当該分野の文献検索で客観的に妥当と思われるものを適切に選定。国内の文献データベースを用いた日本語論文の検索も行うこととする
検索戦略	感度高く検索する	網羅的に検索する
	自由語とサブジェクトヘディングを組み合わせて検索する	自由語および統制語（PubMedにおけるMeSH等）を適切に組み合わせる

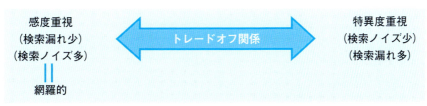

図1 検索における感度と特異度の関係イメージ

る。医療系分野の英語論文（抄録のみ英語で書かれたものを含む。）に関するデータベースの代表例としてはThe Cochrane Central Register of Controlled Trials（CENTRAL）やPubMedが挙げられるが，分野によっては，PubMedには収載されていない論文も少なくないことに十分留意する。」と記載がある。

さらに，⑤検索式の設定として「網羅的な検索が実施できるよう，自由語及び統制語（PubMedにおけるMeSH等）を適切に組み合わせた検索式を，文献データベースごとに設定する。」としている。

検索漏れがないことを重視する

両者の違いとしては，前者では検索すべきデータベースを具体的に三つあげているが，後者では特定のデータベースは推奨していない。これは，食品を扱った臨床研究が必ずしも医療系分野で行われるわけではないことを考慮していると考えられる。また，後者では，「日本語論文の検索も行うこととする。海外で行われた研究については，日本人への外挿性を考慮する必要がある。」としており，あくまで日本人への適用を前提としている。

一方で両者に共通していることは，自由語とサブジェクトヘディングを適切に組み合わせた網羅的な検索を行うこととしている点である。SRにおける文献検索にはこの点が重要であると言える（表1）。

なお，感度と特異度は病気を診断する際の尺度として用いられる用語である。文献検索における感度とは，その検索方法が目的の文献をいかによく拾い上げるかを表す尺度として用いられる。感度を重視した検索方法は目的に近い文献を拾い過ぎる傾向があり，検索漏れは少なくなるが，ノイズの多い検索となる。また，文献検索における特異度とは，ある検索方法で目的でない文献を検索しないかを表す尺度として用いられる。特異度を重視した検索方法で検索された文献は目的の文献である確率が高い。しかし，ポイントが絞り込まれる分ノイズは少ないが，検索漏れの多い検索方法となる（図1）。両者はトレードオフの関係にあると言え，どちらを優先するかは検索の目的に応じて変わってくる。

CDSRにおけるSR，機能性表示食品制度における届出SRのいずれも感度を高く，網羅的な検索を行うこととしており，可能な限り検索漏れのないことを重視することとなる。

網羅的文献検索の方法

食品関連事業者が機能性表示食品の届出を行う際には，明確なリサーチ・クエスチョンに基づいたレビュープロトコルを立てて適格基準を決めた後，文献検索に取り掛かることとなる。

文献検索もPI(E)COSに沿ったリサーチ・クエスチョンを基に行うが，CとOは，検索には用いないことが多く，対象者（P）と介入（I）を組み合わせて検

索する。検索結果件数が多いなど場合によっては，研究デザイン（S）等で絞り込んでいく。報告書も「SR や臨床研究を検索する場合，PI(E)COのP，I(E)，Cを用いて網羅的に行うが，害と不利益を含んだ幅広いアウトカムを拾うため，検索式にOは含めないことが望ましい。」としている。

検索するデータベースはガイドラインではとくに定められておらず，当該分野の研究を扱っている適当なデータベースを用いることになる。ガイドライン別紙3の文献データベースの項であげられているCENTRALやPubMedが候補になると理解できる。「分野によっては，PubMedには収載されていない論文も少なくないことに十分留意する。」とされていることから，PubMedとあわせて何らかの関連分野のデータベースを検索することが望ましいと言える。また，本文では「国内の文献データベースを用いた日本語論文の検索も行うこととする。」とある。医療系データベースは，日本語論文の検索であれば医中誌WebやJDreamⅢなどが望ましいと考えられる。

SRをはじめエビデンスの統合を実施する際の，データベース検索の戦略評価ガイドライン "Peer Review of Electronic Search Strategies（PRESS）"が，コクランの情報検索法グループのメンバーらによって作成され，2015年に改訂されている。そのチェックリストには，以下の六つの側面ごとに評価ポイントが記載されている。

①リサーチ・クエスチョンの解釈，②ブール演算子と近接演算子，③件名標目，④自由語検索，⑤綴り・検索式・行番号，⑥制限と検索フィルター。

また，その側面ごとに検索実施者のための推奨内容がまとめられている。検索の質と網羅性の向上を図るために，この検索のためのガイドラインを一度確認しておくとよい。

主要な文献検索データベース

・MEDLINE

米国国立医学図書館で作成されている，医学を中心とした生物医学分野の代表的な書誌データベース（1946年〜）。収録データの約8割が英語文献であるが，日本で発行されている雑誌も収録されている。検索システムとして，Ovid SP, EBSCOhost, PubMed, Web of Science, ProQuestなどがある。

・PubMed

MEDLINEを検索できるシステムの一つで，無料公開されている。MEDLINEに収録されていない，索引作業前の新しい書誌情報（完全な書誌情報ではなく，MeSHが付与されていない）や，OldMEDLINEとよばれる遡及データなども検索できる。

・EMBASE

Elsevier社が提供する医学・薬学分野のデータベース（1974年〜）。MEDLINEレコードや会議録も含んでおり，EMTREEというシソーラスが付与されている。MEDLINEとの比較でみると，ヨーロッパの文献をよりカバーし，とくに薬学分野が充実していると言われている。複数の検索システムから検索可能だが，現在日本国内では契約機関が少ない。

・Cochrane Library

コクラン共同計画によって作成されており，CDSRを中心に七つのデータベースを含む。以下におもなデータベースを紹介する。検索と，検索結果一覧までは無料で実施可能である。

Cochrane Database of Systematic Reviews（CDSR）：各種疾患の治療や診断などについてのSRが収録されており，書誌情報，抄録がPubMedでも検索可能である。

Database of Abstracts of Reviews of Effects（DARE）：学術雑誌などに掲載されたSRが選択的に収録されている。

Cochrane Central Register Controlled Trials（CENTRAL）：コクラン共同計画により収集された，ランダム化比較試験，比較臨床試験論文の書誌情報が収録されている。

・医中誌Web

特定非営利活動法人医学中央雑誌刊行会が作成している，国内の医学，周辺分野の文献書誌データベース（1977年〜）。MeSHに準拠して作られている「医学用語シソーラス」が付与されている。会議録も収載され，全体の約6割を占める。

・Web of Science

クラリベイトアナリティクス（旧トムソン・ロイター社）が提供する文献データベースで，自然科学，社会科学，人文科学の各分野を収録している。引用文献検索により，文献の引用関係から関連文献をた

どれることが大きな特徴になっている。

・JDreamⅢ

国立研究開発法人科学技術振興機構（JST）が作成し，株式会社ジー・サーチが提供する，国内外の科学技術分野のデータベース（1975年〜）。文献情報のデータベースとしては，下記が含まれる。JST-Plus（国内外の科学技術の総合的な分野を収録，1981年〜），JMEDPlus（国内の医学，薬学，歯学，看護学，関連分野を収録，1981年〜），JST7580（JST-Plusの前身，1975年〜1981年），JSTChina（中国で出版される科学技術分野を収録，1981年〜）。JST以外のデータベースとしてMEDLINE，JAPICDOCも検索できる。

文献検索の具体例

それでは，ある事例として，少し前に話題になった，水素水を介入として健康効果（活性酸素を除去する・がんを予防する・ダイエット効果があるなど）があるかを考えてみたい。機能性表示食品の届出等に関するガイドライン本文には「疾病に罹患していない者（未成年者，妊産婦（妊娠を計画している者を含む。）及び授乳婦を除く。）を対象としているものであること」とあるので，PICOSに沿って，P＝疾病に罹患していない者（未成年者，妊産婦（妊娠を計画している者を含む。）及び授乳婦を除く。），I＝水素水，S＝RCT，CCT，……となる。

これらの内容をキーワードとして使用し，前述したように，自由語および統制語（PubMedにおけるMeSH等）を適切に組み合わせた検索を行う。MeSH（メッシュ）とはMedical Subject Headingsの略で，米国の国立医学図書館が，索引誌Index Medicusの見出し語として約55年前に作成し，その後MEDLINEデータベースのシソーラスとして利用されるようになったもので，毎年改訂されている。シソーラスとは，さまざまな医学用語をできるだけ統一して使えるようにまとめられた用語集のことである。

たとえば，水素水にはH2やスーパーH2，アルカリイオン水などいろいろな呼び方があり，一つの言葉でいわゆる「水素水」全部を探し出すことはできない。記載も英語表記や複数形/単数形，分子式の記載方法，商品名などさまざまな表現パターンが考えられる。1文字でも異なると検索されないこともあるので，統制語という網羅的な検索用語を利用することで，なるべく網羅的に検索することができる。統制語はデータベースごとに設定されているので，それぞれのデータベース作成元が管理しているシソーラスを確認のうえ，使用する必要がある。今回は，水素水には（2016年8月時点では）水素水という統制語が作成されていないようなので，水素（Hydrogen）と水（Water）という統制語を組み合わせ，水素水に該当するキーワードをなるべく多く組み合わせるという方法も一つの検索案となる。

また，統制語や自由語と合わせて検索に用いるのが「and」「or」「not」などの論理演算子である。たとえば，「水素水 or H2 or アルカリイオン水」のように「or」でつなぐと三つのうちいずれかを含むもの，つまり水素水またはH2またはアルカリイオン水のどれかを含むものの集合が検索される。これを「and」でつなげば，三つすべてが含まれるものの集合だけが検索される。または，「水素水 not アルカリイオン水」のように「not」でつなげば，水素水を含むものの集合からアルカリイオン水を含むものの集合を除外した検索が行われる。このように，論理演算子を組み合わせて検索の範囲を狭めたり広めたりする（図2）。

今回の場合，疾患に罹患していない者のキーワードを「or」でつないだものの集合，水素水のキーワードを「or」でつないだものの集合，RCTなどの研究デザインの条件を「or」でつないだものの集合の検索式をすべて「and」でかけあわせると，図3の星印まで絞り込まれたことになる。

臨床試験登録システム

・国内

現在，国内の臨床試験登録システムには，UMIN-CTR（大学病院医療情報ネットワーク研究センター），JapicCTI（日本医薬情報センター），JMACCT CTR（日本医師会）の三つがある。この三つに登録された臨床試験の情報を，「臨床研究情報ポータルサイト（国立保健医療科学院運営）」にて，横断的に検索することができる。また，この情報はWHOへ提供されICTRPにも収載されている。

・海外

Clinical Trials. gov：米国国立衛生研究所（NIH）

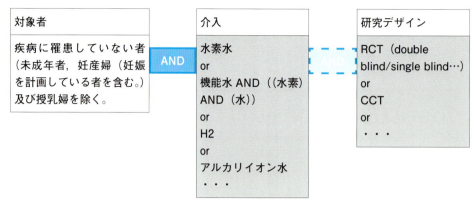

図2　検索範囲の絞り込みの例

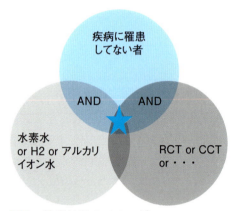

図3　検索結果のイメージ

内の米国国立医学図書館（NLM）が運営している臨床試験登録システムである。

ICTRP（International Clinical Trials Registry Platform）：国際的臨床試験登録プラットフォーム。WHOが運営し，世界各国・団体が運営する臨床試験登録システムの統合を目的としたシステムである。日本を含む世界各国の臨床試験登録機関との連携により運営されている。

ISRCTN Register（International Standard Randomised Controlled Trial Number Register）：英国BioMed Central社によって管理運営されている臨床試験登録システムである。

データベース以外の検索手法

文献検索データベース，臨床試験登録システムの検索以外にも多様な検索手法がある。各検索システムにはそれぞれ収載範囲が限定されているため，データベース検索と合わせて併用できるとなおよい。たとえば，関連論文の引用文献リストから情報を得たり，関連分野の雑誌，学会抄録をハンドサーチなどの手段を用いて探す方法などがある。

参考文献

1) 消費者庁．平成27年度消費者庁委託「機能性表示食品」制度における機能性に関する科学的根拠の検証：届け出られた研究レビューの検証事業報告書．平成27年度事業．
http://www.caa.go.jp/foods/pdf/food_with_function_report_0001.pdf ［accessed 2016-08-30］．

2) 消費者庁．機能性表示食品の届出等に関するガイドライン．2016-04-04．
http://www.caa.go.jp/foods/pdf/food_with_function_claims_guideline.pdf ［accessed 2016-08-30］．

3) 消費者庁．「機能性表示食品」制度における機能性に関する科学的根拠の検証―届け出られた研究レビューの質に関する検証事業報告書．（付録）「PRISMA声明チェックリスト：機能性表示食品のSRのための拡張版」に基づく適正な研究レビューの記述例．2016．
http://www.caa.go.jp/foods/pdf/food_with_function_report_0001.pdf ［accessed 2016-08-30］．

4) 大田えりか．コクランにおけるシステマティックレビューの基礎：リスク・オブ・バイアスとメタアナリシス．看護研究 2016；49（3）：172-88．

5) Higgins JPT, Green S (editors). Cochrane Handook for Systematic Reviews of Interventions：Ver. 5.1.0.［internet］. The Cochrane Collaboration, 2011. http://handbook.cochrane.org/ ［accessed 2016-08-30］

6) MeSHとは．シソーラス研究会［internet］．http://homepage3.nifty.com/sisoken/meshtowa.html ［accessed 2016-08-30］．

7) McGowan J, Sampson M, Salzwedel DM, Cogo E, Foerster V, Lefebvre C. PRESS Peer Review of Electronic Search Strategies：2015 Guideline Statement. *J Clin Epidemiol* 2016；75：40-6.

研究レビューにおける統計学的留意点
—Statistical Considerations in Conducting Systematic Reviews—

健康食品の EBM

医薬品の領域では，1990年ころからEBM（Evidence-Based Medicine，科学的根拠に基づく医療）ということが言われだした[1]。つまり，医薬品の有効性（Efficacy）を立証する科学的根拠が求められるようになったのである。科学的根拠というのはいわゆる臨床データのことであり，そこには階層構造が示される（p.3, 図3）。もっとも高位にあるのが研究レビュー（Systematic review, SR）である。定性的観点から複数の研究結果を概括評価するものである。一方，統計学的手法を用いて研究結果を併合するものをメタ分析（Meta-analysis, MA）とよぶ。メタ分析とは定量的SRとも言えよう。ちなみに，集団において最適な医療を実践するためにEBMは浸透したが，最近のゲノム科学の進歩などを通じて個別化医療[2]（Personalized medicine または Precision medicine とよぶ）の重要性が増しつつある。

健康食品でも EBM が重視されつつある。2015年4月から，本邦でも研究レビュー実施の制度が消費者庁によって始まった。そこでは研究レビューの実施が必須とされた。研究レビューを組織的に実施しているコクラン共同計画（Cochrane collaboration）でも，健康食品に関する研究レビュー（CDSRとよばれる）は公開されている（accessed from http://www.cochranelibrary.com/cochrane-database-of-systematic-reviews/)。このCDSRにおいて「health food」で検索すると，全部で9480件あるSRのなかで171件もヒットする。健康食品の場合は有効性を謳えないので，有効性の代わりに健康効果（Health effect）あるいは機能（Function）に関するEBMが求められる。

研究レビューのチェックリスト

研究レビューをどのように実施するかについては，コクラン共同計画で公開しているハンドブックが詳細かつ網羅的である[3]。また，特定の健康食品についてSRが存在するかどうかは容易に調べられる。先ほどのCDSRで，健康食品の成分と健康効果を入力すればよい。Medlineという医学研究論文データベースでも，Publication Types＝Systematic review あるいは Meta analysis とすると，SR/MAは容易に検索できる。

もし興味ある健康食品に関するSRが検索されたら，そのSRは妥当なものかをチェックしておきたい。AMSTAR[4]，PRISMA声明[5]，SIGNリストなど，SR/MAのためのチェックリストは複数存在する。AMSTARは研究レビューの質を評価するための測定ツール，PRISMA声明は研究レビューを実施する人がチェックするもの，SIGN（accessed from http://www.sign.ac.uk/methodology/checklists.html）はスコットランドで2004年に出されたチェックリストである（表1）。文献検索の網羅性，含まれた研究の質評価（とくにバイアス評価），結果の類似性評価，メタ分析では併合手法の妥当性などがとくに重要なポイントだと言える。

メタ分析の評価

消費者庁プロジェクトでは，届出された9編のメタ分析について評価を試みた（accessed from http://

表1 SIGN SR/MA のためのチェックリスト

第1部	内的妥当性（Internal Validity）			
	研究仮説の明示	良い	まずまず	悪い
	方法論の記載	良い	まずまず	悪い
	文献検索の厳密さ	良い	まずまず	悪い
	研究の質に関する評価・考慮	良い	まずまず	悪い
	類似性の保証	良い	まずまず	悪い
第2部	総合的評価（Overall Assessment）			
	バイアスは最小か	++	+	−
	バイアスはどちらの方向へ影響したか	+		−
第3部	研究の記述（Description of the Study）			
	含めた研究のタイプ	RCT/CCT/Cohort/Case-control/Other		
	結論の要約（利点・欠点を含む）			

SIGN（accessed from http://www.sign.ac.uk/methodology/checklists.html）原著を訳した。
CCT は Controlled Clinical Trial の略で，比較試験だが確率割付けを行っていない試験をいう。
健康効果を立証する研究タイプとしては，RCT か CCT が妥当と思われる。

www.caa.go.jp/foods/pdf/food_with_function_report_0001.pdf）。九つの評価項目は独自に開発したものである。表2にその結果を示した。効果指標はすべて平均差であり，重み付け平均差（WMD）が大半であった。重みとしては分散の逆数を用いていた。併合方法は変量効果モデルといい，研究ごとに結果は変動することを前提としているものが多かった。メタ分析特有のフォレスト・プロットは必須だが，それを示していないものも2編見られた。一致性の評価はすべてで実施され，I^2統計量やQ検定を用いていた。出版バイアスの評価も67％で実施され，ファンネル・プロットなどが示されていた。感度分析も67％で実施され，サブグループ解析が行われていた。併合結果の95％信頼区間はすべてで示されていた。欠測データの扱いについて記載はなかったが，欠測データがなかったかもしれないので判定はできない。使用したソフトの明示は44％であり，半数で無料の RevMan（コクラン共同計画で提供）が使用されていた。

表2 機能性表示食品の届出でメタ分析を実施していた9編に関する調査結果

評価項目	充足率（％）	
効果指標の明示	9/9（100％）	
WMD	8	
SMD	1	
併合手法の明示	8/9（89％）	
変量効果モデル	6	
固定効果モデル	2	
フォレスト・プロットの明示	7/9（78％）	
一致性の評価	9/9（100％）	
出版バイアスの評価	6/9（67％）	
ファンネル・プロット	6	
Egger 検定	3	（重複を含む）
感度分析	6/9（67％）	
サブグループ解析	6	
信頼区間の明示	9/9（100％）	
欠測情報への対処	不明	
使用ソフトの明示	4/9（44％）	
RevMan	3	
Comprehensive MA	1	
R	1	
Metafor	1	（重複を含む）

消費者庁 HP より改変
WMD＝Weighted Mean Difference，SMD＝Standardized Mean Difference
欠測情報への対処は記述がなかったが，元々欠測がなかったかもしれないので不明とした。

クロスオーバー試験

健康食品の SR に含める研究は，ほとんどが RCT である。RCT はパラレル試験とクロスオーバー試験に大別されるが，健康食品ではクロスオーバー試験が使われることもしばしばある。クロスオーバー試験は安定した慢性疾患（あるいは状態），短期間に変化するアウトカム，やめると戻りやすいような介入

表3 クロスオーバーデザインとパラレルデザインの対比

特徴	クロスオーバーデザイン	パラレルデザイン
Size	○小さくてすむ	×大きくなりがち
Cost	○安くてすむ	×高くなりがち
Duration	○短くてすむ	×長くなりがち
Between-subject variation	○大きいほど利点	×大きいほど欠点
Attrition	×起こりやすい	○起こりにくい
Carryover	×入ると厄介	○入らない
Disease type	×安定した慢性疾患に限る（喘息，狭心症，糖尿病，等）	○とくに制約はない（感染症など急性疾患も可）
Response	×早期のものに向く（早く動く血糖値など）	○早期でなくてもよい（血管イベントなども可）
Reversible	×戻らないといけない（死亡や心筋梗塞はだめ）	○戻らなくてもよい（死亡や心筋梗塞も可）

文献6）より転載

表4 クロスオーバー試験結果のメタ分析のための要約表

	Period I	Period II	Within subject difference（A-B）
A then B（群1）			
Mean（SD）	$\overline{y}_{1AI}$（SD_{1AI}）	$\overline{y}_{1BII}$（SD_{1BII}）	d_1（SD_1）
n	n_1	n_1	n_1
B then A（群2）			
Mean（SD）	$\overline{y}_{2BI}$（SD_{2BI}）	$\overline{y}_{2AII}$（SD_{2AII}）	d_2（SD_2）
n	n_2	n_2	n_2
Treatment effect			
LSMean（95% CI）			d_3（95%CI）
n			n_1+n_2
Paired analysis			P-value

文献6）より転載
LSMean とは最小2乗平均値のことである。CI は信頼区間の略である。クロスオーバー試験では個体差を排除した paired analysis（個人内比較に基づく解析）を実施する。Paired t-test では時期効果を調整していない平均値，Repeated ANOVA では調整済みの最小2乗平均値を与える。

に適している[6]（表3）。クロスオーバーでは個体差を取り除けるため，少数例で健康効果を立証できるという利点がある。一方で，休息期間（Washout period）を十分とらないと持ち越し効果が生じ，健康効果の評価にバイアスが入る可能性もある。薬剤試験では休息期間は半減期の5倍程度設けることが必要とされる[7]。健康食品では血中への残存は短いと思われるが，臓器に残存する期間はよくわからない。およそ1週間休息すれば十分ではないかと思われる。クロスオーバー試験は慎重に実施し，バイアス評価もパラレル試験よりは厳密に行うべきだろう。

クロスオーバー試験の結果を報告するには，表4に示したように，群・時期ごとに平均（標準偏差）と例数，群間差に関する最小2乗平均（95%信頼区間）と P 値を提示したい。反復測定分散分析を実施すると群間差に関する最小2乗平均は得られるが，単純な差の平均値でもよいだろう。ただし，単純な差の平均値の場合，時期効果はないと仮定している点だけ留意しよう。最小2乗平均を用いたときは反復測定分散分析の P 値，単純な差の平均値を用いたときは対応のある t 検定の P 値を載せる。

健康効果の評価法

健康食品に関する健康効果はどちらかというと主観的であり，定まったアウトカム指標が存在しない

表5 医薬品と健康食品の対比

Health Effect			アウトカム	含有物	効果
保湿力を高める					
	患者（皮膚炎）	医薬品	炎症重症度	尿素・ヘパリン	大きい
	健常	健康食品	経皮水分蒸発量	セラミド	小さい
健やかな眠りをサポートする					
	患者（睡眠障害）	医薬品（睡眠薬）	PSG*睡眠時間	ベンゾジアゼピン	大きい
	健常	健康食品	同・疲労回復感	グリシン	小さい
脂肪の吸収を抑える					
	脂質異常症	医薬品	中性脂肪	スタチン・EPA	大きい
	健常	健康食品	中性脂肪	難消化性デキストリン	小さい

*PSG：睡眠ポリグラフ
病気であれば処方薬を用い，それは化学物質などを含有し，効果は大きい。健常で気になる人であれば健康食品を用い，それは栄養物質などを含有し，効果は相対的に小さい。

場合が多い。腸内環境を改善する，保湿力を高める，健やかな眠りをサポートする，目のピント調節を改善するなど，きわめてソフトなエンドポイントである。たとえば，眠気については，AISと呼ばれる眠気の主観評価スケール，PVTというパソコンへの反応に関する遅延頻度など工夫されている。概括評価であるVASという10cmの物差でアナログ的に測定することもある。こうしたアウトカムが主張する健康効果と直結しているか，少なからず疑問視されることもあるので留意しよう。

同じ保湿力を高めることについて医薬品と健康食品があり，当然のことながら医薬品のほうが効果は大きい（表5）。対象も異なる。医薬品は皮膚炎など病人が対象となるが，健康食品では健康人が対象となる。含有される物質も異なることが多い。同じであっても含有量が異なったりする。眠りに不都合を感じる場合も，医薬品と健康食品のチョイスがある（表5）。単によく眠れないと感じる健康人の場合は健康食品，睡眠障害という病人になれば医薬品となる。両者で含有物質も異なるし，効果も大小異なる。脂質が高い人に対しても，脂質異常症という病気であれば医薬品を投与し，予備軍の健康人であれば健康食品が対象となる（表5）。

同じような効果ラベルをもつ医薬品と健康食品がある場合，アウトカム指標は同じ場合と異なる場合とがある。たとえば，保湿に関しては医薬品では皮膚炎の重症度，健康食品では経皮水分蒸発量が考えられる。睡眠に関してはどちらも睡眠時間を置くこ

表6 定量的メタ分析の手順

1. アウトカム指標の変数タイプに従い，効果指標を決定する
   数値データなら平均差だが，重み付き平均差（WMD）か標準化平均差（SMD）か
   二値データならオッズ比，リスク比，リスク差，ハザード比か
2. 直接比較だけか，間接比較（図1）まで含めるかを決定する
3. 併合解析モデルを決定する
   固定効果モデルか変量効果モデルか，変量効果モデルの拡張であるベイズモデルか
   Peto法かMantel-Haenszel法か（固定効果），DerSimonian-Laird法か別の手法か（変量効果）
4. フォレスト・プロット（森林プロット）を描写する
5. 出版バイアスについて検討する
   ファンネル・プロット（漏斗プロット），Eggerの検定などを用いる
6. 結果の一致性について確認する
   HigginsのI²統計量，CochranのQ検定などを用いる
7. 感度分析を実施する
   サブグループ解析，メタ回帰の手法などを用いる
8. 使用したソフトを明示し，業務委託した場合は委託先を明示する

とがある。しかしながら，健康食品のほうが効果は弱いので，別のアウトカム（たとえば，疲労回復感）を加えることもある。脂肪の吸収抑制に関してはどちらも中性脂肪とすることが多い。この場合は，中性脂肪の低下量に関する目安を変えなければならない。医薬品では50 mg/dLくらいは必要だろうが，

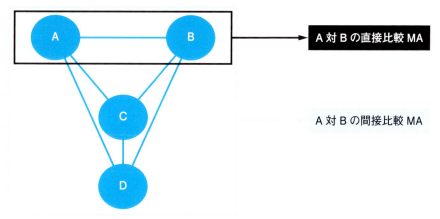

図1 直接比較に基づくMAと間接比較も含めるMAの違い
AとBの直接比較データのみを用いるMAが一般的なMAである。A-CおよびB-C（さらにA-DおよびB-D）からもAとBを比較できる。このような間接比較データまで用いたMAをネットワークMAとよぶ。

健康食品では20 mg/dLくらいで十分かもしれない。

多重性の問題

アウトカム指標を多数設けた臨床試験もよく見かける。すべて改善が見られていればよいが，10個中1個だけが有意になっていることもある。眠気の評価には睡眠ポリグラフ測定，PVT反応遅延度，ESS自覚眠気の調査票，AIS睡眠主観評価，OSA睡眠調査票，SF-36，自律神経機能，VASなど多くをアウトカムに設定することがある。類似したアウトカムに関して検定を繰り返せば，どれかが誤って有意となることがある。真に差はなくても，20回同様の統計的検定を繰り返すと1回は誤って有意となる。これが有意水準5％（＝1/20）の意味である。多重検定により誤って差を検出することを第1種の過誤（Type 1 error），あるいは疑陽性（False positive）とよぶ。

では，この多重性の問題をどう対処すればよいか。第一は，医薬品の臨床評価で行っているように主要アウトカムを一つに絞るという対処がある。多重検定を避けるという手段である。第二は，多数の検定を繰り返すなら第1種の過誤を調整する，ボンフェローニの補正などを行う手段である。具体的には20個の検定を繰り返すなら，得られたP値を20倍する。あるアウトカム指標で$P=0.01$となっても，実質のP値は0.2（＝0.01×20）として報告する。QOLなどの調査票をアウトカムに設けたりすると，そのなかに多数の質問が含まれている。総合点だけを検定すればよいが，すべての質問で検定すれば多重性の対処が必須となる。

まとめ

最後に，定量的なメタ分析を実施するときの統計学的留意点を整理しておく（表6）。効果指標の決定，直接比較か間接比較まで含めるか（図1），併合解析モデルの決定が最初に必要となる。結果としてのフォレスト・プロットを描くことも必要である。出版バイアス，結果の一致性，感度分析による結果の安定性を確認することも必要である。最後に，使用したソフト名と委託先（業務委託した場合）も必須な情報といえよう。

参考文献

1) Guyatt G, Cairns J, Churchill D, Cook D, Haynes B, Hirsh J, et al. Evidence-based medicine: a new approach to teaching the practice of medicine. *JAMA* 1992；268（17）：2420-5.
2) Goldberger JJ, Buxton AE. Personalized medicine vs guideline-based medicine. *JAMA* 2013；309：2559-60.
3) Higgins JPT, Green S. Cochrane Handbook for Systematic Reviews of Interventions, Version 5.1.0, 2011.［accessed from http://handbook.cochrane.org/］
4) Shea BJ, Grimshaw JM, Wells GA, Boers M, Anderson N, Hamel C, Porter AC, Tugwell P, Moher D, Bouter L. 折笠秀樹，上岡洋晴，津谷喜一郎（訳）．AMSTAR：システマティック・レビューの方法論的な質を評価するための測定ツールの開発．In：中山健夫・津谷喜一郎．臨床研

究と疫学研究のための国際ルール集：Part 2．ライフサイエンス出版；2016．p.148-55．
5) Moher D, Liberati A, Tetzlaff J, Altman DG, for the PRISMA Group．金子善博，津谷喜一郎，中山健夫（訳）．システマティック・レビューおよびメタアナリシスの報告における望ましい報告項目：PRISMA声明．In：中山健夫，津谷喜一郎．臨床研究と疫学研究のための国際ルール集：Part 2．ライフサイエンス出版；2016．p.140-7．
6) 折笠秀樹．クロスオーバー試験の計画と解析．薬理と治療 2016；44：1261-76．
7) US Food and Drug Administration. Guidance for Industry-Bioavailability and Bioequivalence Studies Submitted in NDA or INDs－General Considerations. Rockville；2014. p.24.

機能性表示内容の適正な表現における留意点

　機能性表示は,「科学的根拠」に基づくこと,消費者が誤解しない表示とすることが求められる。このため,SRにより機能性表示を行う場合,届出者は「質の高いSR」の実施とSRの対象となった論文で報告された臨床試験の成績について,臨床試験の質とPICOを総合的に検討し,科学的に評価したうえで「科学的根拠に基づく機能性表示」を行うことに加え,機能性表示食品における機能性の表示が適正であることを第三者が容易に判断できるように,機能性表示の適正性の判断に必要な情報を有識者のみならず消費者にも適切に提供する必要がある。

　本稿では適正な機能性表示および適切な情報提供のための一助として,消費者庁の『「機能性表示食品」制度における機能性に関する科学的根拠の検証:届け出られた研究レビューの質に関する検証事業報告書』[1]（検証事業報告書）の対象品目で見られた機能性表示が適正でない,または情報不足により適正とは判断できない表示等の事例を示したうえで,「機能性表示食品の届出等に関するガイドライン」[2]をふまえた科学的根拠に基づいた適正な機能性表示および適切な情報提供のための留意点について述べる。

　なお,本稿の記載内容は「機能性表示内容の適正性—現状と課題」[3]および検証事業報告書[1]第5章第3項に基づくものである。

機能性表示が適正でない事例または情報不足により適正とは判断できない表示例等

　以下1)〜3)の事例を複数含む事例も散見された。
1) SR対象論文数が少ないおよび/または対象者数が非常に少ない試験の成績をもとに,機能性を表示している事例
2) 対象者の特性（参加者数,性,年齢,健康状態等）に関する事例
   ①SR対象論文の対象者数,性別が一部またはまったく情報提供されていない,または一部の対象試験においてのみ情報提供されている事例
   ②対象者の年齢,性別を明示せず一般化した機能性表示を行っている事例
   ・一部の年齢層の対象者のみの成績について,年齢層を限定せず,全年齢層を対象とした表示としている事例（高齢者が数名でも高齢者を対象としているように見せている,高齢者を含まない,ほぼ中年のみを対象としている等)
   ・対象者の性別に関する情報が欠落または不明な事例
   ・当該機能性表示成分の作用が性別で異なる可能性のある機能性関与成分において,対象者の男女比が不明な事例
   ・ほぼ女性または男性を対象として実施された試験で得られた結果であることを,機能性表示に明示していない事例
   ③対象者が健常者（「健康成人」が正しい）のみではなく,軽度の疾病罹患者が含まれている事例,治療を受けていないが中程度の症例を発症している対象者が含まれる事例（それらを除くと対照群とのあいだに有意差が見られない事例を含む）
3) 試験デザイン(試験の種類,投与量,投与期間,主要アウトカムおよびその評価方法,評価のタイミング等）に関する事例
   ①試験デザインの信頼性のレベルの異なる試験がSRに含まれる事例
   ②試験デザインの信頼性のレベルが低いもののみのSRの結果で機能性を表示した事例（機能性表示内容の根拠として,単盲検並行群間比較試験,非盲検非対照試験,非盲検摂取前後比較試

験等のみを用いた事例（後2者は群間比較試験ではないため，機能性表示成分摂取前後の比較成績をもとに機能性を表示），プラセボ対照ランダム化二重盲検試験（RCT）の群間比較の結果では有意差が見られなかったため，エビデンスレベルの低い試験デザインの試験成績をもとに機能性を表示した事例等）

③機能性を示すことができなかった試験の成績を除外し，機能性を示したと考えられる部分のみを選択または恣意的に機能性を示すように解析し，機能性を表示した事例

・介入群と対照群の群間比較試験とされているが，群間比較ではなく介入群の介入前後（機能性関与成分摂取前後）の比較の成績をもとに機能性を表示した事例

・群間比較の結果で有意差がないとされていたSR対象論文の成績を，届出者が再解析して有意差があるとし，それをもとに機能性を表示した事例等

・複数の機能性関与成分が含まれ複数の機能性表示をした製品において，そのうちの一つの成分の機能性について，複数の機能性関与成分により得られた結果である可能性に言及せずに表示した事例

・機能性関与成分の設定摂取量よりも高用量の試験成績を，機能性関与成分の有効性を裏付ける根拠として含めている事例（製品に含まれる機能性関与成分の規定摂取量では有効性が見られなかったため，設定摂取量より高用量の試験成績を有効性の裏付け根拠としている事例を含む）

・用量依存性（用量反応性）が見られない等の都合の悪いデータを除いて機能性表示をしている事例［用量反応性が見られないが，有意差が見られた用量を規定摂取量として設定した事例。設定用量またはそれより低用量では群間比較で有意差が見られたが，高用量では見られなかった事例等を含む］

・投与期間が異なるまたは評価時期の異なる複数の試験の成績について，それぞれ有意差があった部分の成績を統合（異なる評価時点の成績を統合）し，機能性を表示している事例

・他に類似成分（有効性に影響する可能性のあるもの）が含まれる被験物質での成績を含む試験の結果をもとに機能性を表示している事例

④アウトカムの評価方法または評価部位が明記されていないため，表示された機能性が正しいか判断できない事例

・異なるアウトカムの複数の試験成績を統合し，機能性を表示している事例

・一つのアウトカムについて，異なる評価指標を用い，有意差がみられた複数の試験の成績を統合し機能性を表示している事例

⑤ある程度の摂取期間が当該成分の機能発現に必要であるにもかかわらず，その旨が機能性表示中に明記されていない事例

⑥1種類の機能性または身体の一部分で観察されたアウトカムを拡大解釈し，それが含まれるより広い機能性を表示した事例

適正な（＝科学的根拠に基づく）機能性表示および適切な情報提供のための留意点

　適正な（＝科学的根拠に基づく）機能性表示とは，必要な科学的な知見が正確に反映されたものである。このためには，得られた知見をPI(E)COに基づき以下のように検討し，また，機能性表示の適正性を第三者が容易に判断可能な情報を適切に提供する必要がある。

　P（誰に）については，性・年齢・身体特性等についてレビューした一次研究からどういった対象に対し機能性が言えるのか，たとえば対象の性別，両性が参加している場合はその比率，年齢層とその比率，参加者の人数等についても検討する必要がある。そのうえで，対象が限られている場合は，機能性表示にその旨を明記するなどして，誤解を招かないようにし，またPに関する情報も適切に提供する必要がある。

　I（介入：食品や機能性関与成分の種類）・E（曝露：どのように摂取して）については，適切な食品や機能性関与成分を被験物質として用いているかを検討し，複数の機能性関与成分が含まれ，それぞれについて機能性を表示している場合は，それぞれの試験結果を明示する必要がある。また，どの程度の摂取量および摂取期間で有効性が見られるのか，用量反応性の有無についても明記する必要がある。

C（比較対照）については，適切な食品・成分が比較対照として用いられたかどうかを明記する必要がある。

　O（アウトカム：どのような結果が得られたか）では，どのような試験デザインの試験の結果か，その評価項目から届出者の希望する機能性を表示することが可能かどうか，また，評価項目を評価した時期が適切かどうか，評価指標は適切か，その評価項目または指標から機能性を拡大解釈しすぎていないか，多重仮説などにより偶然に得られた有意な結果ではないか，評価部位が身体のごく一部分である場合には全身での評価と誤認されないかどうかを検討し，これらの客観的な情報を提供するとともに，科学的に適正な機能性を表示する必要があると考える。

参考文献
1) 消費者庁ホームページ．平成27年度消費者庁委託「機能性表示食品」制度における機能性に関する科学的根拠の検証：届け出られた研究レビューの検証事業報告書（みずほ情報総研㈱）．2016．
http://www.caa.go.jp/foods/pdf/food_with_function_report_0001.pdf
2) 機能性表示食品の届け出等に関するガイドライン（消費者庁第141号，同234号）．
3) 大室弘美，折笠秀樹，上岡洋晴．機能性表示内容の適正性：現状と課題．薬理と治療 2016；44（10）：1407-10．

コラム 疫学・臨床研究の実施・公表におけるバイアスとそのチェック方法

パブリケーション・バイアスとは？（広義）

わかりやすくパブリケーション・バイアス（出版バイアス）を説明する。雑誌に掲載されている研究結果は誰もがデータベース等を用いて把握することができるが、実際に実施して研究結果が出ているにもかかわらず、何らかの理由（多くの場合がネガティブな結果を理由に雑誌に掲載されなかったり、ネガティブな結果であることから最初から雑誌に投稿せずにその研究自体を封印すること）でそれらを抽出できないことにある。すると、公表されている研究結果、おそらく「有効」という方向にバイアスが生じるということである。

具体例をあげると、ある介入の有効性に関する論文では、「成分Aは……に有効である。」というように、ポジティブな結果の論文が学術雑誌には採用されやすく、反対に「成分Aは……に有効ではない。」というネガティブな結果の論文は採用されにくいという実態があった。そうなると、研究者は実際には適正に研究を行い、それが真実を反映する内容だったとしても、ネガティブな結果なので学術雑誌に採用されない可能性が高いと判断し、最初から論文として投稿しないというものである。

結果として、雑誌に掲載されるのは他者の類似の研究で、「成分Aは有効」というポジティブな結果しか検出されず、ネガティブな結果が世に出ず隠れたままになり、読者やそれらの知見を利用する者が誤った判断を下してしまう可能性がある。しかし、現在ではこのパブリケーション・バイアスの問題を考慮し、研究方法論が適正なものであれば、ネガティブな結果の論文も学術雑誌に採用される傾向になってきている。

図1は、そのパブリケーション・バイアスの概念を示している。表面に出ている論文を統合すると「効果あり」となるが、出ていない研究結果もまとめて統合すると、逆転して「効果なし（効果があるとは言えない）」になっている。実際にこうしたことがあるので、実施された研究はすべてその結果をフォローできるようにすべきである、という観点から人を対象とした研究分野では、「臨床試験登録」が推奨されている。事前に研究の概要をデータベースに登録し、研究が終わったら必ずそこに結果も掲載する。それにより、SRを実施したり、ある成分の有効性を総合的に判断したい研究者は、雑誌に掲載された論文だけでなく、こうした臨床試験登録データベースも調べたうえで結論を下すことができるようになる。つまり、臨床試験登録とその利用により、パブリケーション・バイアスを少なからず回避できるわけである。

世界的には、ICTRP（WHOのInternational Clinical Trials Registry Platform）が著名であるが、日本でもUMIN-CTRがよく知られている。これらの閲覧は無料で、インターネットを介して誰でも見ることができる。UMIN-CTRは、研究内容に関して日本語だけでなく、英語も併記しているので、世界中の人が登録された研究を閲覧することができる。

本制度のSRにおいて注意を要するパブリケーション・バイアス

ところで、本制度におけるSRでのパブリケーション・バイアスの回避には、二つの考え方がある。

1. 論文検索実施時のパブリケーション・バイアス

文献検索はデータベースを用いるが、論文のデータベースばかりでは限界があり、前述のように、学術雑誌には掲載されていないが研究が完結している結果を見逃さないために、ICTRP（http://www.who.int/ictrp/en/）やUMIN-CTR（http://www.umin.ac.jp/ctr/index-j.htm）などの臨床試験登録された研究も調べなければならない。

また、第2章　実践編（8. 検索）の項でも指摘さ

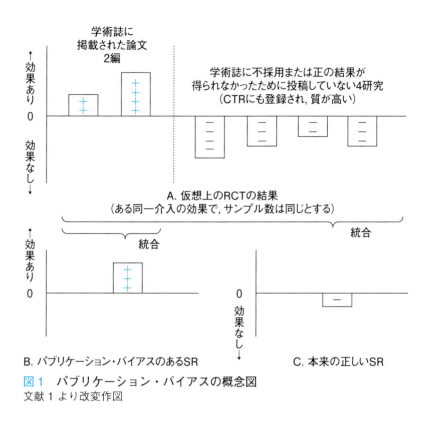

図1　パブリケーション・バイアスの概念図
文献1より改変作図

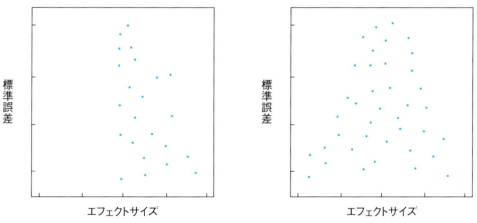

図2　ファンネル・プロットの例
左図：非対称によりバイアスの可能性が高い。右図：ほぼ左右対称によりバイアスの可能性は低い

れているように，言語を英語だけに絞ること自体もバイアスを生じさせることになる。英語以外の言語で書かれた論文を無視することになるからである。

このようなパブリケーション・バイアスを回避するために，できるかぎりの努力が必要であることを強調する。

2．MA実施時のパブリケーション・バイアス

MAの段階で関わるのは，分析した複数の研究について「フォレスト・プロット」で示すことであるが，あわせて「ファンネル・プロット」でパブリケーション・バイアスを示すことが一般的である。ファンネル（funnel）とは漏斗を意味し，ちょうどそれを逆さまにひっくり返したような形状になる場合に，パブリケーション・バイアスが存在する可能性は低いと推測する。縦軸には，標準誤差やサンプルサイズ，横軸にはエフェクトサイズを用いる。中心線を境にして左右対称でないような場合には，パブリケーション・バイアスの存在が推測される（図2）。

ファンネル・プロットはビジュアル的で傾向を把握しやすいが，パブリケーション・バイアスがあるかどうかの客観的な判断にはならないため，Eggerの検定などにより明らかにする必要がある。

参考文献
1) 上岡洋晴，津谷喜一郎，川野因，武藤芳照，塩澤信良，宮本義久，本多卓也．臨床研究と疫学研究における論文の質を高めるための国際動向：人を対象とした研究デザインのエビデンス・グレーディング．東京農大農学集報 2008；53：81-9．

（上岡洋晴）

8 「PRISMA声明チェックリスト：機能性表示食品のための拡張版」に基づく適正な研究レビューの記述例とその解説

1．タイトル（#1）

・定性的な場合は次のように記述する。
【記述例】「…に関するSR」
・メタアナリシスを含む場合には次のように記述する。
【記述例】「…に関するメタアナリシスを含むSR」
　商品名，機能性関与成分名，表示しようとする機能性，作成日，届出者名についても記述する必要がある。表示しようとする機能性については，PI(E)COSの検証結果に基づき，過大解釈をせずに適正に記述し，性・年代（場合によっては部位も）を十分に考慮する必要がある。

（消費者庁HP：http://www.caa.go.jp/foods/pdf/food_with_function_report_0001.pdf より転載）

解説

　定性的なSRと区別し，複数研究の結果を定量的に統合（メタアナリシス）したSRの性質をより正確に伝えるために，それをタイトルに明記することが望ましい。また，同じ機能性関与成分が異なる商品に含まれる可能性があるため，タイトルに商品名と機能性関与成分名の両方を同時記載すべきである。

悪い例

　機能性関与成分「●●●」による食後血糖上昇抑制の機能性に関する研究レビュー
➡➡商品名の記載が欠けている。

2．構造化抄録（#2）

　本文の内容を，構造化抄録において簡潔に記述する。各項目で記述すべき内容と記述例は以下のとおりである。

○「目的」
・背景を簡単に一文程度で記述する。
【記述例】■■の作用機序は知られているが，■■における有効性は明確でなかった。
・PI(E)COSを反映した明確な目的を記述する。
【記述例】そこで，本SRは，■■という参加者を対象として，●●mg/日を摂取することによる■■機能向上の有効性を■■と比較して明らかにするために，ランダム化並行群間試験とランダム化クロスオーバー試験によって示された研究に限定して実施した。

（消費者庁HP：http://www.caa.go.jp/foods/pdf/food_with_function_report_0001.pdf より転載）

解説

　背景の記述は，後のPI(E)COSの設定と提案のために必要な情報である。気を付けるべきポイントは，PI(E)COSのSはレビュー対象となる一次研究のデザインで，研究レビュー自身のデザインを意味しているものではないということである。

悪い例

　●●●を多く含む●●の継続飲用による目や鼻の不快感に対する機能を明らかにする。
➡➡背景情報が不足し，参加者（P），比較対照（C），研究デザイン（S）に関する記述もない。

○「方法」
・データ源，研究の適格基準（PI(E)COSなど），研究の質評価方法（バイアス・リスク，非直接性，非一貫性，不精確など），統合方法（メタアナリシス）などを記述する。

・UMIN-CTR, PROSPERO 等の事前登録システムに登録している場合，SR の登録番号を示す。

（消費者庁 HP：http://www.caa.go.jp/foods/pdf/food_with_function_report_0001.pdf より転載）

解　説

　研究の質評価方法は SR の全体デザイン，また SR の最終結論に対してどれほど確信できるかに関わる大事なポイントである。多くの研究レビューの構造化抄録でその記述が不十分であった。一方，SR の信頼性と透明性を高めるために，UMIN-CTR, PROSPERO 等の事前登録システムに登録することが推奨される。

悪い例

　日本語および英語文献のデータベース●種を用いて，成人健常者に対する機能性関与成分の摂取によるお腹の脂肪・体脂肪・BMI の改善に関する RCT 試験の査読付き論文を検索した（検索日●年●月●日〜●日）。採用文献は 2 報であった。
➡➡ 文献の検索方法のみが報告され，その質評価の方法が記載されていない。

○「結果」
・主要アウトカムを中心とした主な結果，さらにメタアナリシスを実施した場合には統合結果を示す。
【記述例】■■は，1 日あたり●● mg 摂取することで，■■（男性，女性，青壮年，若年者，等の属性）の■■機能を向上させる可能性が高いことが示された。

（消費者庁 HP：http://www.caa.go.jp/foods/pdf/food_with_function_report_0001.pdf より転載）

解　説

　「結果」の報告に，①研究検索とスクリーニングの結果，②研究の質評価結果，③最終的に採用された研究の結果のまとめを含めるべきである。また，研究の結果を報告する際に，統計的に有意であるかどうかや，有効性の程度（変化量）についても報告すべきである。

悪い例

　健常者に対する●報の群間比較試験（RCT2 報，RCT 以外 1 報）を分析した結果，●●●を 1 日●〜● mg，●〜●ヵ月摂取することで，骨代謝マーカーの変化（骨形成マーカーの上昇と骨吸収マーカーの低下）が確認された。
➡➡「骨代謝マーカーの変化が確認された」とは，臨床試験でどの程度の変化量で有意であったかどうかについて不明である。

○「結論」
・結果から得られた重要な知見の意味合いを示す。特に限界については詳細に記述する。
【記述例】対象とした参加者は，ほとんど■■（属性）であり，対象部位も■■に限られているので，それ以外の属性（性・年代等）や他の部位への有効性は現時点では不明である。

（消費者庁 HP：http://www.caa.go.jp/foods/pdf/food_with_function_report_0001.pdf より転載）

解　説

　どのようなデザインの SR でもかならず限界があり，それに関する明確な記載は質の高い SR 報告にとって不可欠である。

悪い例

　●●●の日常的な経口摂取は，関節の柔軟性，可動性をサポートする機能性のあることが示されたことから，本届出商品に表示しようとする機能性と関連性が高いと結論付けられた。
➡➡「表示しようとする機能性と関連性が高い」との一言だけで，SR の限界に関する言及が一切ない。

3．論拠（#3）

　機能性関与成分，最終製品の食経験について，主要な参考文献を（場合によっては統計資料も）用いて記述する。また，検証されている作用機序や，人を対象とした研究の動向についても，主要な参考文献を示して記述する。これらを踏まえて，リサーチ・クエスチョンを簡潔に述べる。

（消費者庁 HP：http://www.caa.go.jp/foods/pdf/food_with_function_report_0001.pdf より転載）

解　説

　食経験，作用機序，また人を対象とした研究の動向に関する記述は，なぜ SR を行ったかを説明する

ための不可欠な情報である。

悪い例

●●●の血中中性脂肪上昇抑制効果については多数，論文化されている。しかし，本素材の当該効果に関する研究レビューは確認できなかったため，新たに研究レビューを行うこととした。

➡➡食経験，作用機序，人を対象とした研究の主要結果に関する説明がまったくない。

4．目的（#4）

PI(E)COS を示して明確に記述する（構造化抄録の目的と同一）。

（消費者庁 HP：http://www.caa.go.jp/foods/pdf/food_with_function_report_0001.pdf より転載）

解説

対象集団(P)，介入(I)，対照(C)，アウトカム(O)，研究デザイン(S)を明確に記載すべきである。気を付けるべきポイントは，PI(E)COS の S はレビュー対象となる一次研究のデザインで，研究レビュー自身のデザインではないことである。

悪い例

Study design（研究デザイン）：システマティックレビュー

➡➡「システマティックレビュー」はレビュー対象ではない。レビュー対象はランダム化比較試験（RCT）などの一次研究である。

5．プロトコールと登録（#5）

プロトコールの決定日を記述するとともに，事前登録情報について記述する。

【記述例】本 SR のプロトコールは，●●年●●月●●日に全ての研究者及び研究協力者の同意の上で決定し，そのとおりに研究を実施した。また，「UMIN-CTR（No. ●●）」に，●●年●●月●●日に，本 SR のプロトコールを登録した。弊社の狙いが競合他社に即時に伝わることは営業利益を損ねる可能性が高かったため，公開日は登録してから 6 か月後の●●年●●月●●日とした。

（消費者庁 HP：http://www.caa.go.jp/foods/pdf/food_with_function_report_0001.pdf より転載）

解説

SR の実施計画の恣意的変更，後付け的な解析などを防ぎ，SR の質を高めるためにプロトコールを UMIN-CTR や PROSPERO などの事前登録機構への事前登録が推奨される。登録後の登録内容の変更も可能で，その場合変更履歴と変更日はすべて登録システムに記録される。UMIN-CTR では，登録当日に内容を公開しなくてもよい。プロトコール登録日と公開日を違う日に設定することが可能である。

悪い例

事前に設定したプロトコールに従い，以下のようにレビューを行った。本プロトコールは未登録である。

➡➡プロトコールを設定したが，設定日，プロトコール内容，変更の有無などの情報がない。

6．適格基準（#6）

PI(E)COS の箇条書き形式で本文中に明確に記述する。介入の期間（観察・追跡期間も含む）も記述する。報告の特性として，言語（無制限，日本語と英語など），発表形態（査読付き論文，原著論文，学会会議録は除くなど）も記述する。

【記述例】適格基準となる PI(E)COS の設定は以下とした。

P（Participants）：参加者
未成年者，妊産婦（妊娠を計画している者を含む）及び授乳婦を除いた，疾病に罹患していない者とした。

I（Interventions）：介入 又は E（Exposures）：曝露
■■を摂取することを介入とした。研究の介入期間は 8 週間以上，追跡期間は無制限とした。

C（Comparators）：比較対照群
比較対照群は，何も介入を行わない群や他の類似成分との比較，又は・・・を含まない食品で代替する対照群とした。また，■■の摂取量の低・中程度など，濃度の低い群も対照群とした。

O（Outcomes）：評価項目
■■を主要アウトカムとし，■■を副次アウトカムとした。

S（Study design）：研究デザイン

ランダム化並行群間比較試験とランダム化クロスオーバー試験を対象とした。また，発表の言語は無制限とした。発表形態は，原則として原著論文とし，短報や報告という種類の論文も内容の特定が可能な場合は採用することにした。学会発表抄録（会議録）は，記述内容が十分ではないと考えられるため除外した。掲載雑誌の査読の有無は問わなかった。出版バイアスの回避のために，臨床試験登録データベースに掲載された結果を含む研究も対象とした。グレー文献については，博士論文や政府機関などの統計白書に類似する報告書で詳細な内容を特定できるものは採用した。

（消費者庁 HP：http://www.caa.go.jp/foods/pdf/food_with_function_report_0001.pdf より転載）

解　説

PI(E)COS を箇条書き形式で記述することにより，情報の漏れ，混乱を防ぎ，また読み手にとってわかりやすくなる。

より詳細な適格基準を実質的に設定した場合，基準自体とその設定理由を含めて，明確に記載することが望ましい。細かい基準の例として，参加者の年齢性別，製品の形態と摂取期間，アウトカム指標，アウトカム評価者と評価ツール（例：参加者自己評価か？　医療従事者評価か？　それとも第三者評価か？），研究報告の言語と発表形態などが考えられる。

悪い例

事前に規定した解析計画に基づき，検索日（●年●月●日）以前に登録されていた，英文または邦文で記載された●症例以上の被験者に対し，食事時に●●●が投与され，その後の血中の TG の経時変化より，曲面下面積（AUC）が評価された臨床試験の論文を，PubMed, Cochrane Library, J-Stage, 医中誌より抽出・精査し（検索式は別紙様式（V）-5参照，研究の選択については別紙様式（V）-6 および別紙様式（V）-8 参照），プラセボ摂取時と●●●摂取時の TG，RLP-CAUC の平均値（摂食前の各検査値を基準とした ΔAUC が記載されている場合はそれを優先した。要約尺度については別紙様式（V）-11a 参照），標準偏差（SD），および評価対象となった参加者数を示した。

➡➡適格基準を単独で箇条書きのように記載されて

いない。参加者，介入に関する適格基準の記載が不十分である。また，レビュー対象の論文は査読付き論文のみになるか，それとも他の学会発表のようなものを含むかについて不明である。

7．情報源（#7）

レビュー対象論文が適正に収集されているかの判断に必要となるため，使用した文献検索データベース，臨床試験登録等のデータベースの情報について記述する。また，ハンドサーチや著者への連絡等を行った場合は，その旨記述する。ハンドサーチや著者への連絡は，SR の正確性を高めることにつながるため，推奨される。

1）文献検索データベース

【記述例】

研究論文のデータベースとして，医中誌 Web, PubMed (MEDLINE), JDreamIII, Cochrane Database of Systematic Reviews, Database of Abstracts of Reviews of Effects, Cochrane Central Register of Controlled Trials, Web of Science, Scifinder を用いて，網羅的に収集した。

（消費者庁 HP：http://www.caa.go.jp/foods/pdf/food_with_function_report_0001.pdf より転載）

解　説

MEDLINE のように複数の検索プラットフォームがあるデータベースの場合には，選択したプラットフォームを記載する。また，JDreamIII や Cochrane Library など複数のデータベースからなるデータベースの一部を検索対象とする場合，具体的に記載する。

悪い例

データベースは，医中誌，MEDLINE，……を検索した。

➡➡使用したデータベース名は正式名称を正確に記載することが望ましい。医中誌は医中誌 Web，またこの検索の検索式について，別紙様式（V）-5 より検証すると，実際は PubMed を使用しており，検索対象を MEDLINE データに絞り込んだ形跡はなかった。そのため，MEDLINE ではなく，PubMed を記載したほうがよい。

最終検索日は，2012年●月●日であった。
➡➡ 2015年8月の届出であるにもかかわらず，レビューのための検索は3年も前のものを参照している。最新の情報を収集するべきである。

2) 臨床試験登録及びシステマティック・レビューのデータベース
【記述例】
　International Clinical Trials Registry Platform (ICTRP), International Prospective Register of Systematic Review (PROSPERO), University Hospital Medical Information Network-Clinical-Trials Registry (UMIN-CTR) を用いて，網羅的に収集した。
　各データベースともに，開設又は搭載されている最初の時点から各検索日までに公表された研究を検索対象とした。
　検索は，臨床・疫学研究に携わり，SRにおける検索経験が豊富な図書館司書◆◆が実施した。

(消費者庁 HP：http://www.caa.go.jp/foods/pdf/food_with_function_report_0001.pdf より転載)

解　説
　文献検索データベースに論文が収載されるまではタイムラグがあるため，網羅性の観点から，実施されている臨床試験の最新情報を確認することが望ましい。検索したサイト名を正確に記載する。

3) ハンドサーチとその他の検索
【記述例】
　●●年●●月●●日に，Aが本企業図書室にて，■■（雑誌名）の第●●巻●●号から第●●巻●●号までをハンドサーチした。
　また，●●年●●月●●日に，Bが国立国会図書館にて，■■（雑誌名）の第●●巻●●号から第●●巻●●号までをハンドサーチした。
　さらに，上記のデータベース検索において，■■（論文名）という事前に把握していた論文が何らかの理由で漏れていた。候補論文として適格基準と照合した結果，基準に合致していたため採用した。

(消費者庁 HP：http://www.caa.go.jp/foods/pdf/food_with_function_report_0001.pdf より転載)

解　説
　ハンドサーチの担当者，誌名，巻号，対象範囲，該当件数を記載する。ハンドサーチ以外に，論文著者への連絡，参考文献リストなどから情報が得られた場合も，各情報源ごとに具体的に記載する。既知文献が検索対象データベース収載外でヒットしないが基準に合致する場合などには，その旨をここに記載する。

悪い例
　他情報源から特定された文献（対象とした試験引用文献リスト，関係者からのヒアリング）（n＝●）
➡➡ 情報源ごとの件数が表記されていない。

8. 検索（#8）

　検索を再現できるように，検索を実施した文献データベースについて，電子的な検索式及び検索結果や検索戦略を正確に記述する（用いた全ての検索について，制限も含めて記述する）。検索でヒットした文献数が余りに多いためにやむを得ず絞込みを行った場合は，正確に絞込みの条件を記述する（研究デザインは■■を対象としたなど）。検索対象範囲や対象外とした資料も記述する。また，検索に関する資格（司書や検索技術者1，2級など）やSR検索経験等，検索者の特性も記述する。

【記述例】
　使用したそれぞれのデータベースの検索式・アルゴリズムは，別紙様式（V）-5に示した。
　検索の基本姿勢として，網羅性を重視したが，検索でヒットした文献数が余りに多いためやむを得ず研究デザインを■■に限定して絞込みを行った。検索対象範囲は●●年～●●年（検索時点）とした。会議録は対象外とした。
　検索は司書資格（検索技術者1，2級）を持ち，SRの検索経験が豊富な◆◆が行った。

(消費者庁 HP：http://www.caa.go.jp/foods/pdf/food_with_function_report_0001.pdf より転載)

解　説
　再現性を意識して，どのような検索戦略を立てたか，全体的な方針と，具体的な検索式を記載する。

【悪い例】
(別紙様式（Ⅴ)-5 より)

#	検索式	文献数
1	■■■（検索語）[Title/Abstract] OR □□□ [Title/Abstract]	AAA
2	▲▲▲ [Title/Abstract] OR △△△ [Title/Abstract] OR ▽▽▽ [Title/Abstract] OR ▼▼▼ [Title/Abstract]	BBB
3	●●● [ptyp] OR・・・・[ptyp]	CC
4	×××OR ○○○	DDD
5	1 AND 2 AND 3 AND 4	E

➡➡検索フィールドをタイトルまたは抄録のみに絞った検索を行っており（#1, #2）, MeSH へのマッピングがされなくなっているため, 網羅性を下げている。また, 必要でないアウトカムでの絞り込み（#4）を最終検索式に掛け合わせているため, 必要な文献が漏れてしまう可能性がある。

[検索式]
[AA*OR "BBB*" OR ("C" AND "D") OR ("E" AND ("F") OR ("G" AND "H") OR ("I" and "J") OR "K" OR "L" OR "M"] AND (N OR "O") AND "P OR Q" XX

➡➡届出書に記載された検索式どおりに検索を行ってみるとエラーになり, 検索式に再現性がない。不正確な記載では科学的信頼性も低い。また, 検索の掛け合わせの仕方について, AND で掛け合わせるよりは, OR を使用したほうが網羅性が高まると判断できる組み合わせがあった。適切でない記述で日本またはアジアを絞り込む検索式が設定され, 網羅性が下がる可能性がある。

9. 研究の選択（#9）

研究選択のプロセスを明確に記述する。
(1) スクリーニング方法に関する記述（#9a）
【記述例】
　論文選択において, 第1次スクリーニング（抄録確認レベル）と第2次スクリーニング（本文レベル）は, ともにAとBが独立して実施した。その後, 2人で照合して, 一致していない論文については両者が協議の上で決定した。それでも不一致である場合には, Cに判断を委ねた。

(消費者庁 HP：http://www.caa.go.jp/foods/pdf/food_with_function_report_0001.pdf より転載)

【解　説】
　研究の選択において, 1次スクリーニングおよび2次スクリーニングは, 原則として SR チームで2名が独立して行い, 結果を照合し選択基準に合致した論文を抽出する。両者の意見が異なる場合に, 第三者の意見を取り入れ最終的に採用論文を決定する。この作業分担を明確に記載すべきである。具体的に悪い例は次のような記述である。

【悪い例】
　内容が機能性関与成分■■と直接関係のない論文, 他の食品成分と混合させた臨床研究を除外した。選択された文献からのデータ収集は, ○○会社の学術担当者により行われた。
➡➡1次および2次スクリーニングの担当者, および独立して2名以上で実施しているのかが不明である。

　すべての文献検索は専門家が実施した。さらに2次で抽出された論文の本文を, 前述の選択基準に当てはまらない論文を除外し最終的なデータの対象とした（担当は A, B, C）。
➡➡どの分野の専門家が実施したのか, 独立して実施したのか, 3名で2次スクリーニングを担当したが独立していたか, 1名は第三者の役割を担っていたかが不明である。

　文献検索はAとBが独立して実施し, 研究の選択もAとBが実施した。
➡➡独立して2名が実施しているか不明である。

(2) 適格性に関する記述（#9b）
【記述例】
　該当する論文の選択は, 適格基準（#6）に基づき, スクリーニングを実施した。

(消費者庁 HP：http://www.caa.go.jp/foods/pdf/food_with_function_report_0001.pdf より転載)

解 説

適格性を判定する基準を明確に記載し，スクリーニングの流れが不明瞭であってはならない。具体的に悪い例を次に一つ示す。

悪い例

スクリーニングは，標題，抄録を選択基準および除外基準を満たす論文を抽出した。

➡➡適格基準を PI(E)COS で箇条書きに前述したうえで，適格基準を満たす論文を SR レビューの対象としていることを示すべきである。

(3) 採択基準に関する記述（#9c）

【記述例】

まず異質性の回避のため，PICOS がほぼ同一であることと，バイアス・リスクが中程度よりも低い論文を採用することとした。ただし，介入期間や成分の濃度が大きく異なる場合には，それぞれ2分割しての感度分析も併せて実施することとした。

（消費者庁HP：http://www.caa.go.jp/foods/pdf/food_with_function_report_0001.pdf より転載）

解 説

定量的 SR において，メタアナリシス（MA）の前に定性的評価を行い定量的に統合できるかを検討し，さらに MA を実施する場合には組み入れ基準を明記すべきである。MA が実行できる場合には，その結果はエビデンスの総体の強さを検討する一つの項目となる。また，対象とした論文がすべて同一の研究デザインおよび結論である，また報告が一つしかないなどのケースでは，MA を省略することもある。MA を実施しない場合には，その旨を記述すべきである。

悪い例

抽出後のデータを定量的に統合できる場合には，異質性を評価したうえでメタアナリシスを実施した。

➡➡方法が簡易説明のみに留まり，どのようにメタアナリシスまで至ったかの手続きが明確ではない。バイアスリスクや具体的な異質性の有無についての言及がない。

10. データの収集プロセス（#10）

2名以上が独立してデータ収集を行うことや，記述不足の箇所についての対象論文の著者からのデータ入手・確認に関するあらゆるプロセスを明確に記述する。

【記述例】

別紙様式(V)-7に採用した文献をまとめた。また，別紙様式(V)-11aに，抽出したデータをアウトカムごとにまとめた。この作業は，AとBが独立して実施し，不一致がある場合には協議して決定した。さらに疑義がある場合には，Cに判断を委ねた。

著者への問合せとして，論文中のデータがグラフのみで，平均値と標準偏差（誤差）が不明な場合や，隠蔽，ドロップアウト，コンプライアンスの記述がなかった論文の場合には電子メールで確認した。（ただし，著者からの回答がない，又は退職に伴い連絡先が不明なケースもあったので，その旨を別紙様式(V)-7に記述した。）

（消費者庁HP：http://www.caa.go.jp/foods/pdf/food_with_function_report_0001.pdf より転載）

解 説

報告内容より，データ抽出の方法（独立して抽出，二重に抽出），ならびに不明なデータがある対象論文があれば，すべてにおいて研究実施者からデータを取得し，確認するにあたるあらゆるプロセスについて明瞭に説明する必要がある。判断のできない論文に対して著者への連絡をせずに不確かな状態で採用・不採用とすべきでない。また，データ収集のプロセスにおいてどこまで実施しているのか不明瞭な記述はしてはならない。具体的に悪い例は次のような記述である。

悪い例

SRは2名のレビューワー（A，B）で検索を行った。結果に相違点があった場合には両者間で協議のうえ採用論文を決定し，データを収集した。別紙様式(V)-7に示す。

➡➡2名が独立してスクリーニングを実施しているのか不明であり，データの収集の方法，その後の研究者への連絡努力が記述されていない。

●●会社の●●部のレビューワー3名が実施し

た。……2次スクリーニングでは，本文を詳細に吟味し，採用文献と除外文献に分けた。それぞれ別紙様式（V）-7，（V）-8に記載した。採用文献より，●●会社の●●部のレビューワー3名が別紙（V）-7および（V）-11に基づいてデータを収集した。

➡➡3名の役割が不明であり曖昧な表現を避けるべきである。データの収集に関しての記述が不足している。

データの収集はAが独立して実施し，その内容のアセスメントについてはC, Eが実施した。データを収集した結果は別紙様式（V）-7に示す。

➡➡1次スクリーニングおよび2次スクリーニングの詳細が未記載であり，独立して2名で実施したのか3名の役割が不明であり，その後のプロセスに関する記載がない。

11. データ項目（#11）

全てのデータ，仮定，単純化した事項をリストアップし定義する。

【記述例】
別紙様式（V）-7を用いて記述した。

（消費者庁HP：http://www.caa.go.jp/foods/pdf/food_with_function_report_0001.pdf より転載）

解説

データ項目は，PI(E)COS形式で記述し，研究デザインの選択基準を明記し，データを抽出する。検索されたすべてのデータ（例：著者名，タイトル，研究デザイン，PI(E)COS，セッティング，対象者特性，介入，対照，解析方法，アウトカム，害など）に対しリストアップし記述する。また，別紙様式（V）-7を用いない場合でも項目に違いが生じないようにするべきである。具体的に悪い例は次のような記述である。

悪い例

試験デザイン，機能性関与成分である■■の摂取量・摂取期間，アウトカム等の情報をあらかじめ独自に決めたフォーマットに記載し比較評価する。

➡➡別紙様式（V）-7の項目に準拠していないフォーマットを使用し，項目が不足している。

文献のスクリーニングはレビューワー2名が独立して行い，対象となる文献を絞り込み別紙様式（V）-6および別紙様式（V）-7に記述した。除外論文および除外理由は別紙様式（V）-8に記載した。

➡➡別途様式（V）-7を用いてすべてのデータを記述したことがわかるように明記する。

採用した論文はリストを作成した。

➡➡別紙様式（V）-7を用いたことを本文中に記述するべきである。

12. 個別の研究のバイアス・リスク（#12）

個別研究のバイアス・リスク評価に用いた方法と，あらゆるデータ結合においてこの情報をどのように使用したかを記述する。

(1) バイアス・リスク（#12a）

【記述例1　バイアス・リスクの評価方法】

研究の質とバイアス・リスク評価には，別紙様式（V）-11aを用いた。

具体的には，①ランダム化が行われているか，②割付の隠蔵が行われているか，③参加者の属性が記述されているか，④アウトカム評価者について記述されているか，⑤ITT解析，FAS解析，PPS解析が行われているか，⑥不完全なアウトカムが含まれていないか，⑦選択的なアウトカムの報告がなされていないか，⑧その他のバイアスの8項目によって厳格に評価を行った。

【記述例2　バイアス・リスクに基づく論文の除外方法】

各項目バイアスは，バイアスが「ある」，「不明」，「記述なし」の場合には－1点，「ない」の場合には0点と評価し，該当しない項目には，セルに斜線を施した。全体のバイアス・リスクのまとめは，別紙様式（V）-7の8項目の合計とし，●点から●点を高バイアス，●点から●点を中バイアス，●点から●点を低バイアスとした。なお，高バイアスとなった研究はエビデンスの総括に深刻な影響を及ぼす可能性があるため当該論文を分析から除外した。

【記述例3　バイアス・リスクに基づく論文の除外方法（観察研究の場合）】

コホート研究とケース・コントロール研究についてのバイアス評価は，GRADEにならい，次の5項目により実施した。

①適切な適格基準を確立していない，又は適用していない（対照群の組入れ）
・ケース・コントロール研究の対照群の選定の際に，過小（アンダー）又は過大（オーバー）マッチング[注1]になっている
・コホート研究において，曝露した人と曝露していない人が背景の異なる集団から選出されている

②曝露及びアウトカムの双方における測定の不備
・曝露やアウトカムの測定が不確かである（ケース・コントロール研究の場合には思い出しバイアス）
・コホート研究で，曝露群と非曝露群で曝露内容やアウトカム調査方法が異なっている

③交絡が十分に調整されていない
・コホート研究で，全ての既知の予後因子を測定していない，若しくは精確に測定していない
・曝露群と非曝露群で予後因子や背景因子が一致していない，又は解析の際にそれらの統計学的な調整がされていない

④追跡が不十分又は観察期間が短すぎる
⑤その他のバイアス

[注1] 検討したいアウトカムと関係する因子について対照群と曝露群との間に差が生じないように対照群を選定すること。アンダー（過小）マッチングは，対照群と曝露群に当該因子について差が生じたことで，曝露とアウトカムとの関連が分かりにくくなることを指す。一方，オーバー（過剰）マッチングはマッチングする必要のない属性についてもマッチングを行うことで対照群のサンプル数を確保しづらくなることを指す。

判断基準として，●項目以上該当する場合には高バイアス，●～●項目該当する中バイアス，●～●項目該当する場合には低バイアスとし，高バイアスの研究は分析から除外し，中・低バイアスの研究を採用した。

【記述例4　バイアス・リスクの一致度と適正性】

質評価は，AとBが独立して実施し，不一致がある場合には協議して決した。さらに，疑義がある場合には，Cに判断を委ねた。また，一致率とκ係数を算出した。κ係数の値による一致度の判断基準は，以下のように設定した。

　0.0～●：低い一致（poor agreement）
　●～●：中等度の一致（moderate）
　●～●：高い一致（good to fair）
　●以上：かなり高い一致（excellent）

＜注意＞
独立した2名の評価の一致度が高いことは重要だが，たとえ一致度が高くとも，そもそも両者の評価が誤っていては問題である。このような事態を防ぐために，評価者は質評価に関する事前の十分なトレーニングが必要である。もし不安がある場合には，EBMや臨床・疫学研究の専門家による指導を受けることが推奨される。

（消費者庁HP：http://www.caa.go.jp/foods/pdf/food_with_function_report_0001.pdf より転載）

解　説

個別の研究のバイアス・リスクがどれだけ適切に評価されているかは，レビューの結果とそれに基づく報告全体（結論）の質を判断するうえでの重要な情報源となる。したがって，バイアス・リスクをどのように評価したかは可能な限り具体的かつ明確に記述すべきである。また，バイアス・リスクに基づいて論文を除外する場合，その論理的な必然性を適切に示しうる（除外の恣意性が疑われないため）除外方法を明確にする必要がある。さらに，記述例4のように，バイアス・リスクの有無がどのように判断されたかあわせて明確に記述すべきである。

悪い例

研究の質とバイアス・リスク評価には，別紙様式（V）-11a を用いた。

➡➡別紙様式を用いて具体的にどのような項目を評価したのかを記述すべきである。このほかにも，研究方法でバイアス・リスクを評価したか記述せずに様式の結果のみを添付している報告がみられたが，レビューの結果を導くために用いられた評価方法は報告の透明性を保つためすべて方法に記述すべきである。当然，その他の評価方法に関しても同様である。

バイアスの高い研究を本レビューに加えることは不適切と判断し，除外した。
➡➡何を不適切と判断して除外したのか，その方法と基準を明確に示すべきである。

(2) 非直接性（#12b）

非直接性（Indirectness）とは，当該臨床研究が当該SRに直接関係がないことを意味する。例えば，研究の対象者の属性や，介入・対照，アウトカムが無関係の場合が考えられる。したがって，PI(E)COの観点から，非直接性の評価方法を記述する。評価の結果，非直接性があるとされた論文は，レビュー対象から除外することが望ましい。

【記述例】
採用論文が本SRのPI(E)COと合致していないかどうか（非直接性）は，A，Bが評価した。採用論文の内容と本SRのPI(E)COとの関係が直接的でない場合には（−1），直接的である場合には（0）とラベリングした。評価対象論文全体の非直接性については，各項目の「直接的でない（−1）」の合計数で次のように評価した。0～●項目が該当する場合，「非直接性なし」，●～●項目の場合「非直接性あり」とした。これらをアウトカムごとにそれぞれ別紙にまとめた。この作業は，AとBが独立して実施し，不一致がある場合には協議して決した。さらに疑義がある場合には，Cに判断を委ねた。

（消費者庁HP：http://www.caa.go.jp/foods/pdf/food_with_function_report_0001.pdf より転載）

解説

上述のとおり，PI(E)COの観点から，非直接性の評価方法（何を用いて評価したか，誰がどのように評価・判断したか）を明確に記述すべきである。「PI(E)COが一部異なるけど類似研究だから採用しよう」といった判断は，バイアス制御の観点から決してなされるべきではない。

悪い例

バイアス・リスク，非直接性，不精確，非一貫性をそれぞれ評価した。
➡➡非直接性に関する具体的な評価方法を記述すべきである。

(3) 不精確（#12c）

不精確（Imprecision）とは，当該研究における例数が少ない，又はアウトカムであるイベント数が少ないために，結論の精度を表す95%信頼区間が大きくなっていることを指す。明確な基準はないが，厳格にし過ぎると除外が増えることから，以下の記述例に示すような考え方もあり得る。

【記述例】
評価方法は例数（又はイベント数）と主要アウトカムを基に，メタアナリシスの有無にかかわらず，次のように定義した。その際，95%信頼区間が著しく広い研究も不精確と評価した。
また，3つの項目の平均値●●以上を閾値として，当該研究の精確・不精確を評価した。

＜介入研究の場合（RCT等）＞

項目	(0) 精確	(−1) やや不精確	(−2) 不精確
アウトカムが連続量の場合	全部で●例以上	全部で●例以上	●例未満
アウトカムがイベントの場合	全部で●イベント以上	全部で●イベント以上	●イベント未満
95%信頼区間の幅	十分狭い	やや広い	かなり広い
合計点	（非該当は加算せず）		

＜コホート研究，ケース・コントロール研究の場合＞

項目	(1) 精確	(−1) やや不精確	(−2) 不精確
アウトカムが連続量の場合	全部で●例以上	全部で●例以上	●例未満
アウトカムがイベントの場合	全部で●イベント以上	全部で●イベント以上	●イベント未満
95%信頼区間の幅	十分狭い	やや広い	かなり広い
合計点	（非該当は加算せず）		

（消費者庁HP：http://www.caa.go.jp/foods/pdf/food_with_function_report_0001.pdf より転載）

解説

MAを伴うSRの場合，結論全体の精度を表す効果推定量の信頼区間が得られることから，明確な基準はないものの信頼区間に基づいた精確・不精確の評価方法を記述すべきである。

MAを伴わないSRの場合，個別研究で信頼区間が得られる場合には記述例をまずは参考にするとよ

い。得られない場合でも，たとえばアウトカムが連続量であれば，標準偏差と平均値から変動係数（Coefficient of Variation：CV＝標準偏差/平均値×100）を算出することで各個別研究の結論のバラつきを標準化し，中央値を精確・不精確のカットポイントとするなどの方法も考えられる。いずれにせよ，何らかの評価方法を検討して記述すべきである。

悪い例

バイアス・リスク，非直接性，不精確，非一貫性をそれぞれ評価した。

➡➡不精確に関する具体的な評価方法を記述すべきである。

（4）非一貫性（#12d）

非一貫性は，全体の研究を通しての評価であるため，本来，#15 における項目であるが，本制度では別紙様式（Ⅴ）-13 に他の評価とともに一括記述することから，それに合わせて便宜的にここで記述する。評価の結果，一貫性がないと判断した場合には，判断基準を記述し，慎重に考察する必要がある。

【記述例1　メタアナリシスを実施したSRの場合】

メタアナリシスにおいて，効果推定値に基づき，異質性の検定やI^2値で求めた。判断のために以下の2基準を用いた。
1) 異質性の検定（二択の帰無仮説：全研究で差がない）でp値が小さい
2) I^2値（研究間の異質性を示す）が高い。I^2値の解釈は次のとおりとした。
   0.0〜●%（might not be important：重要でない異質性）
   ●〜●%（may represent moderate heterogeneity：中等度の異質性）
   ●〜●%（may represent substantial heterogeneity：大きな異質性）
   ●〜●%（considerable heterogeneity：高度の異質性）

【記述例2　メタアナリシスを実施していないSRの場合】

そもそも非一貫性は，各研究間のばらつきを示すもので，本来はメタアナリシスでの効果推定値によって判断するが，メタアナリシスを含まない定性的な評価においての判断基準はない。そこで，メタアナリシスを行えなかった場合，各論文において有意な効果があった（Positive（P）），若しくは，有意な効果がなかった（Negative（N））の2値として各アウトカムを取り扱い，次のような明確な基準を設定して評価した。

報告数は2編以上として共通して当てはめ，各論文の中での一致度を百分率で算出した。有効性としてのPに着目し，その一致度の検出から逆に不一致度を3段階で解釈するように定義した。一致率は，50%〜100%の範囲となり，例えば，●●編中●●編がPで，Nが●●編ならば●●%となる。前述の一致率が，●●%〜●●%を「非一貫性：高」（−2），●●%〜●●%を「非一貫性：中」（−1），●●%〜●●%を「非一貫性：低」（0）と設定した。もし，報告数が1編のみの場合には，「非一貫性：高」（−2）とあらかじめ設定した。

この作業は，A，Bが独立して実施し，不一致がある場合には協議して決した。更に疑義がある場合には，Cに判断を委ねた。

（消費者庁HP：http://www.caa.go.jp/foods/pdf/food_with_function_report_0001.pdf より転載）

解　説

上述のとおり，一貫・非一貫は全体の研究をとおしての評価であり，全研究のバイアス・リスクに用いられるべき項目だが，便宜的にここで説明がなされている。MAを伴う・伴わない場合とで評価方法は異なるものの，いずれの場合でもあらかじめ一貫・非一貫をどのように評価するか明確に記述されるべきである。とくに，MAを実施した結果，非一貫性が高い場合には，PI(E)COの違い（対象者の年代・性別，介入期間，摂取量など）で感度分析やサブグループ解析をし直すことで非一貫性の低い（信頼性のある）結論が得られる可能性もある。複数の個別研究を統合するSRにおいて，1次研究が統合するに足る研究であるかを評価する非一貫性の評価は，考察や結論を導き出すうえでもとくに重要なバイアス・リスクの項目と言えよう。

悪い例

バイアス・リスク，非直接性，不精確，非一貫性をそれぞれ評価した。

➡➡非一貫性に関する具体的な評価方法を記述すべきである。

13. 要約尺度（#13）

　主要アウトカムと副次アウトカムとして設定した要約尺度を記述する。連続変数の場合は，平均値の群間差（difference in means）を機能性評価の要約尺度にすることが多い。イベントの場合は，リスク差（risk difference），リスク比（risk ratio），オッズ比（odds difference），率比（rate ratio）などを機能性評価の要約尺度にすることが多い。また，イベント発現までの時間の場合は，メジアン生存時間（median survival time, MST）よりもハザード比（hazard ratio）を要約尺度にすることが望ましい。

　また，特に注意を要する事項として，主要アウトカムが1つではなく，同じようなアウトカム（メンタルの評価などで類似項目が多数ある：うつ，怒り，緊張，活気など）を評価している項目について検定を繰り返すこと，又は同じ項目の多時点（4週後，8週後，12週後，16週後）で検定を繰り返すこと，これらは検定の多重性と称され，誤って統計学的に有意な結論を生む可能性が高まる。したがって，このようなときには多重性の問題を考慮しなければならない。

【記述例】
　主要アウトカムの・・と副次アウトカム・・は全て連続変数であるため，群間の平均値差を別紙様式（V）-11と別紙様式（V）-13にまとめ，本文中の結果にも示した。

（消費者庁 HP：http://www.caa.go.jp/foods/pdf/food_with_function_report_0001.pdf より転載）

解　説
　上述されているとおり，主要アウトカム名や副次アウトカム名はもちろんであるが，それらの尺度も含めて，SRの結論がいずれの尺度を用いて示されたのか，本文中で明確に記述すべきである。具体的に悪い例は次のような記述である。

悪い例
　要約尺度については別紙様式（V）-11a 参照。
➡➡本文中にも記述し，詳細を説明すべきである。

　あらかじめ決められたフォーマットに記載し比較評価した（別添様式 V-7，11a，13）。
➡➡推奨されたフォーマットに沿ったことを示すことが重要ではなく，評価の基準となる主要アウトカム名とその尺度について本文中で触れて，透明性を保つことが重要である。

　要約尺度については，メタアナリシスを実施していないため対応していない。
➡➡メタアナリシスをしていなくとも，ターゲットにしている要約尺度には触れるべきであろう。

　本レビューでは「■■機能増進」について，各群の前後の値，群間の差，統計学的有意差についてまとめた。
➡➡変数名が曖昧で，何を指しているのかが不明瞭である。また，そのアウトカムが連続変数なのか，カテゴリー変数であるのかも判断ができないことから，■■機能増進といった曖昧な表現ではなく，変数名を必ず記述すべきである。

　「■■」に関する統計解析結果（P値）についてまとめた（別添●●および●●参照）。
➡➡P値のみに注目するのではなく，要約尺度に触れるべきである。

14. 結果の統合（#14）

　複数の研究結果を統合した場合には，データの取扱いと研究結果の統合の方法を各メタアナリシスの一致性の尺度も含めて記述する。

(1) 研究結果の統合方法の記述（#14a）
【記述例】
　メタアナリシスは，PICOSからの判断で異質性がないRCT5編に対して，欠損情報がないのを確認の上で，併合方法は変量効果モデルを用いて実施した。研究協力者Dが，RevMan5を用いて実施した。

(2) 一致性の尺度の記述（#14b）
【記述例】
　フォレストプロットによるI^2値から異質性（非一貫性の評価：#12d）を評価した。また，ファンネル・プロットから出版バイアスを評価した。

（消費者庁 HP：http://www.caa.go.jp/foods/pdf/food_with_function_report_0001.pdf より転載）

解 説

　集められた文献の結果を数量的に統合・再解析するのがメタアナリシスである。統合した結果，統計的に有意な効果が認められるか否かによってSRの結論が大きく左右される。また，それぞれの研究結果をメタアナリシスに組み入れるか否かは，臨床的な異質性や個々の研究のバイアスリスク，さらには統計的な異質性を考慮のうえ，十分に検討されるべきである。むやみにすべての結果を統合すればよいというわけではない。なお，統計的な異質性についてはフォレストプロットにおけるI^2値で確認されることが比較的多い。一方，それ以前の問題として，複数の文献が集められたにもかかわらず，あえて定性的な評価に留めているSRもみられる。仮に，異質性の問題から量的な統合がむずかしいと判断したのであれば，その詳細を記述すべきであろう。具体的に悪い例は以下のような記述である。

悪い例

　定性的研究レビューのため，結果は未統合とした。

➡➡なぜ，定性的な結論に留めたのかに疑問が残る。仮に複数の文献が採用されたのであれば定量的な結論を導くことを検討すべきであり，メタアナリシスを行わないのであれば，その妥当な理由を明確に記述すべきであろう。

　定性的レビューのため結果の統合は行わなかった。また，総合評価は●●名の学識経験者からなる■■評価委員会により行われた。資料（文献検索，評価対象文献の集計とまとめetc）を基に審議し，総合評価表（●●-■■）により評価した。

➡➡透明性に乏しく，客観性の判断がむずかしい。仮に複数の論文が採用されているのであれば，メタアナリシスの実施を検討し，その結果も併記すべきであろう。

　選択した●●件の研究の結果が，いずれも介入群のみで変数Xが有意に減少していたことから，メタアナリシスは行わず，定性的な統合のみ行った。

➡➡この場合は，介入前後の変数Xの変化量について，介入群と対照群とのあいだに有意な差が認められているわけではないので，量的に統合し，メタアナリシスの結果を確認するべきである。

15. 全研究のバイアス・リスク（#15）

　累積するエビデンスに影響を及ぼし得るバイアス・リスク（「出版バイアス（出版されなかったために解析されなかった研究の影響）」，「選択的報告バイアス（検索された研究の中で一部除外して解析した影響）」など）の評価を記述する。

(1) 臨床試験登録の検索（#15a）

【記述例】

　出版バイアスを回避するために，介入方法(I)を考慮して，UMIN-CTRとICTRPのキーワード検索を行った。

（消費者庁HP：http://www.caa.go.jp/foods/pdf/food_with_function_report_0001.pdf より転載）

解 説

　出版バイアスは，有意な結果が得られた研究だけが報告され，有意な結果が出なかった場合には報告（出版）されないというバイアスである[1]。出版バイアスの回避には，出版されていない研究を探索する必要があり，その方法として臨床試験登録の検索がある。出版バイアスを回避するため，SRにおいて臨床試験登録の検索は必須であり，その評価方法は明確に記述されるべきである。なお，臨床試験登録は，実施意義のない研究が繰り返されることによる参加者への不利益を回避する「倫理的義務」，臨床試験情報の公開による「臨床試験参加者募集の促進」，そして出版バイアスの存在の可能性を知る手掛かりとして「出版バイアスの防止」という意義ももっている（http://www.umin.ac.jp/ctr/CTR_Background.htm）。

悪い例

　出版バイアスを回避するため，臨床試験登録サイトからキーワード検索を行った。

➡➡登録プラットフォームの名称を具体的に示す必要がある。国内の臨床試験はUMIN臨床試験登録システム（University Hospital Medical Information Network Clinical Trials Registry：UMIN-CTR）のサイト（http://www.umin.ac.jp/ctr/index-j.htm），海外で実施する臨床試験はWHOの臨床試験登録国際プラットフォーム（International Clinical Trial Registry Platform：ICTRP）のサイト（http://apps.who.int/trialsearch/）からそれぞれ検索が可能である

（コラム参照 p.34-36）。

(2) 著者への問合せ（#15b）
【記述例】
　ランダム化と盲検化に関して不明確な報告がなされていた場合は，著者に問い合わせ，問合せをした事項と得られた結果とを別紙様式(V)-11に記述した。

（消費者庁 HP：http://www.caa.go.jp/foods/pdf/food_with_function_report_0001.pdf より転載）

解　説
　著者への問い合わせは，記述例にある不明確な研究方法の確認のほかにも，出版されていない研究の結果を直接著者に確認することによる出版バイアス防止の意味も含まれている。1次研究の精読や臨床試験登録の検索を経て必要性が生じる場合があることから，あらかじめその対処法として明確に記述しておく必要がある。

悪い例
　本レビューでは著者への問い合わせは行わなかった。
➡➡著者への問い合わせを要しない場合もあるが，その場合，不履行の理由を明確に記述すべきである。

(3) （事後メタアナリシス時）ファンネル・プロット（#15c）
【記述例】
　ファンネル・プロットから出版バイアスを評価した。

（消費者庁 HP：http://www.caa.go.jp/foods/pdf/food_with_function_report_0001.pdf より転載）

解　説
　MAを伴うSRの場合，ファンネル・プロットを用いて出版バイアスの有無を評価すべきである。

悪い例
　出版バイアスを評価するため，出版されていない研究を探索した。
➡➡出版されていない研究の探索は重要であるが，それだけでは不十分である。出版バイアスを具体的にどのように評価したか明確に記述すべきである。

(4) 研究内での選択的報告（#15d）
【記述例】
　非一貫性が高かったRCT●編を除外したが，サンプルサイズが対象となったRCT●編の中でも最も大きかった。

（消費者庁 HP：http://www.caa.go.jp/foods/pdf/food_with_function_report_0001.pdf より転載）

解　説
　非一貫性の高い報告を除外して分析する感度分析を行うことで，非一貫性が低く信頼性の高い結果が得られる場合がある。一方でその結果は，記述例のようにサンプルサイズが大きい報告が除外されてしまう（除外後にサンプルサイズの小さい報告が偏る）影響を受けるなど，選択的報告バイアスが生じる可能性がある。いずれのSRでも感度分析を行う可能性があることから，あらかじめ選択的報告が生じる可能性について記述する必要があろう。

悪い例
　未記入
➡➡感度分析は，非一貫性の検討結果をふまえて行われることが多いが，サブグループ解析やMAなども含め，事後解析の方法はあらかじめ記載されるべきであり，それにより想定される選択的報告の可能性についてもあらかじめ記述しておくべきであろう。

(5) その他のバイアス（上記以外に想定されるバイアス・リスクがあれば記載）
【記述例】
　その他のバイアスについては，報告が弊社だけの研究が複数あることから，それらの結果と，他の国内外の結果を2分割して，同等性を考察した。

（消費者庁 HP：http://www.caa.go.jp/foods/pdf/food_with_function_report_0001.pdf より転載）

解　説
　PRISMAチェックリスト拡張版に例示されたバイアス以外にも，SRの結論をゆがめるさまざまなバイアスが存在している可能性がある。記述例のように，報告に占める同一著者・団体の割合が高い（報告が偏る）場合には，その報告を除外したり分けたりすることで併合効果と信頼区間がどれくらい影響

を受けるかを分析する感度分析を行うなどの方法も考えられる。例示以外のバイアス探索・制御にもできる限り努める必要があり，上記以外に想定されるバイアス・リスクがある場合には，その方法について明確に記述すべきである。

悪い例

●●，◇◇，その他のバイアスについて，「別添様式（V）-13a」に記載した。

➡➡「その他」が何を指すか不明である。MAの有無にかかわらず，出版バイアスの評価についてはあらかじめ実施する必要があろう。そのうえで，その他のバイアスの可能性についてできるだけ探索する旨が記載されていることが望ましい。

参考文献

1) スティーブンBハリー，スティーブンRカミングス（著），木原雅子，木原正博（訳）．研究の質を高める疫学的アプローチ．医学的研究のデザイン．第3版．メディカル・サイエンス・インターナショナル；2009．

16. 追加的解析（#16）

感度分析やサブグループ解析，メタ回帰分析などを実施した場合には，SRを実施する前にこれらの解析の必要性を認識し，計画的に実施したことを含めて記述する。ただし，後付け的な解析ではないことを確実に担保するには，事前にプロトコールを登録することが第一である。

【記述例1】

事前の研究計画段階で設定したとおり，サブグループ解析として，介入した成分の濃度の高い研究と低い研究を2分割して，それぞれでメタアナリシスを実施した。実際には，介入した成分の濃度が● mg/dL以上の論文が●編，● mg/dL未満の論文が●編であった。

【記述例2】

事前の研究計画段階で設定したとおり，サブグループ解析として，軽症者と疾病に罹患していない者とを2分割してメタアナリシスを実施した。具体的には，●●において●●～●● mmHgの群だけの研究結果を統合したメタアナリシスと，●● mmHg未満の群だけを統合したメタアナリシスを実施した。

（消費者庁HP：http://www.caa.go.jp/foods/pdf/food_with_function_report_0001.pdf より転載）

解　説

追加的解析の記述では，SRの実施者が統計的に有意な効果を探索しながらメタアナリシスを進めたのではなく，計画的に感度分析が実施されたことを示すことができる。もちろん上述されているとおり，感度分析を事前に計画していたことを担保するために，SRのプロトコールを事前登録することをお勧めしたい。具体的な悪い例としては次のような記述である。

悪い例

メタアナリシスにおいて，空腹時●●が■■ mg/dL以下の研究，「健常者」を対象とした研究のみの感度分析を行うことを事後に決定した。

➡➡探索的な解析を避けるためにも，事前に感度分析に関する計画をすべきである。

特定保健用食品の試験方法として記載された範囲内で軽症者等が含まれたデータを使用しているため，軽症者を含まないデータでの感度分析を実施した。

➡➡事前に想定される解析である。事前あるいは事後に解析を行うことになったのか，本文中に十分に記述すべきである。

17. 研究の選択（#17）

スクリーニングした研究，適格性を評価した研究，レビューに含めた研究それぞれの数と各段階での除外理由をフローチャートで示す。

【記述例】

対象論文の抽出までのフローチャートを別紙様式（V）-6に示した。文献検索データベースにより検索された文献は，●●編であった。1次スクリーニングにて●●編に絞り込み，さらに2次スクリーニングを実施し，前述の条件に合致する論文を選択した結果，対象研究は●●編となった。採用文献リストは別紙様式（V）-7にまとめた。なお，2次スクリーニングにて除外した研究については，その理由とともに，除外文献リストを別紙様式（V）-8にまとめた。

（消費者庁HP：http://www.caa.go.jp/foods/pdf/food_with_func

tion_report_0001.pdf より転載）

解　説

　フローチャートに沿って本文中に説明する。論文の収集に定めた選択基準と除外基準に基づきデータベースから文献を検索した後，1次スクリーニングおよび2次スクリーニングで絞り込んだ文献の編数をそれぞれ示し，さらに対象とする研究文献数を記述すべきである。

悪い例

　○○件の文献が1次スクリーニングの対象となった。1次スクリーニングで○件の文献が除外され，2次スクリーニングに進んだ。1次スクリーニングでの除外理由は表のとおりである。

➡➡対象となった文献数が詳細でない。1次のみではなく2次スクリーニングで除外した理由を別紙様式（Ⅴ）-6のフローチャートや（Ⅴ）-8に記す。

　研究のフローを別紙様式（Ⅴ）-6に示した。検索された●●編の研究から，重複している●件を除外し，採択基準に基づき●●編とした。残った文献について本文を読み，リサーチクエスチョンに合致していた文献の●編を組み入れた。

➡➡1次スクリーニングと2次スクリーニングで対象となった文献数が記入されていない，除外された論文の理由についての説明が不足している。

18．研究の特性（#18）

　各研究について，どのデータを抽出したか，研究のサイズ，PICOS，追跡期間と出典を示す。

【記述例】

　抽出された対象研究●●編は，別紙様式（Ⅴ）-7に示したように以下の特徴があった。◆◆らの研究（採1）は，英語で記述されていた。30～80歳の疾病に罹患していない日本人男女●●名を参加者とし，機能性関与成分の■■を1日当たり●●量で，12週間の介入後，4週間の観察期間を設けていた。●●名中，●●名（●●％）が試験を完了していた。介入群の●●名が下痢でドロップアウトしていた。コンプライアンスの記述はなかった。

（消費者庁 HP：http://www.caa.go.jp/foods/pdf/food_with_func

tion_report_0001.pdf より転載）

解　説

　別紙様式（Ⅴ）-7に示すものの，本文中にわかりやすく簡潔に記載すべきである。

悪い例

　データベースから抽出された○件の文献は，別紙様式（Ⅴ）-7に示すとおり，PICOに基づき抽出された。

➡➡採用論文の各研究の特性を本文中に一切記載していない。

　抽出された研究の○編を，別紙様式（Ⅴ）-7にまとめた。内訳は機能性関与成分の■■を固形にしたものを1件，飲料が3件，サプリメント形状が1件であった。終了時にはプラセボに対して有意○○○の減少効果を示した。

➡➡各研究ではなく，総合的に評価したのみである。一つの研究ごとに評価項目を明瞭に説明することで，理解されやすいものとなる。

　データの抽出は，表○に示した項目について行った。なお，採用した●報で日本人を対象者とした論文は▲報ですべて肯定的な結果であった。機能性関与成分の食品の形態は，錠剤，飲料などさまざまであった。選択基準の年齢は■■～■■歳であった。

➡➡様式に沿っていない表を用い，すべての研究をまとめて本文中に記載している。各研究における特性を記載していない。

　データの抽出は，別紙様式（Ⅴ）-7の項目に沿ってまとめた。なお，採用した○報の対象者はすべて欧米人であり，選択基準の年齢は▲▲～▲▲歳であった。

➡➡研究のサイズやPICOS，追跡期間など説明が不足している。

19．研究内のバイアス・リスク（#19）

　各研究のバイアス・リスクのデータと，もしあれば，あらゆるアウトカムレベルでの評価を示す（#12aに対応）。また，2名の独立した評価の一致度を示す「一致率」と「κ係数」を記述する。2名が適

正に独立して評価したことの証にもなる（方法「12. 個別研究（全体）のバイアス・リスク（#12）と関連」。

(1) バイアス・リスクの評価

【記述例】

別紙様式（Ⅴ）-11aの8項目について，各論文のバイアス・リスク評価を2名で独立して行い，一致率を算出した。単純な一致率は●●％，κ係数は●●で，中等度の一致だった。

各文献のバイアス・リスクの評価点は，採用文献番号1が●●（バイアス・リスク：中）文献番号2が●●（高），文献番号3が●●（低）・・・・・だった（別紙様式（Ⅴ）-11）。

全体を通してバイアス・リスクは中程度から高い傾向にあった。ただし，後述するメタアナリシスでは，バイアス・リスクが高い研究を除いた●●編で実施した。

（消費者庁HP：http://www.caa.go.jp/foods/pdf/food_with_function_report_0001.pdf より転載）

解説

「#12a」の記述例や解説に対応して，バイアス・リスクがどのように評価されたのか，丁寧かつ明確にその結果を記述すべき箇所である。

悪い例

対象研究のバイアス・リスクは，別紙様式（Ⅴ）-11aに示した。

➡➡具体的にバイアス・リスクがどれくらいであったか明確に記述すべきである。

(2) 非直接性の評価

【記述例】

非直接性は，全項目0であり，非直接性なしと評価した（別紙様式（Ⅴ）-11）。

（消費者庁HP：http://www.caa.go.jp/foods/pdf/food_with_function_report_0001.pdf より転載）

解説

「#12b」の記述例や解説に対応して，非直接性がどのように評価されたのか，丁寧かつ明確にその結果を記述すべき箇所である。

悪い例

対象研究の非直接性は，別紙様式（Ⅴ）-11aに示した。

➡➡非直接性が確認された研究がどれくらいあったかに基づき，非直接性の有無を明確に記述すべきである。

(3) 不精確の評価

【記述例】

対象となったRCT5編の合計サンプル数は●●であり，不精確はないと評価した（別紙様式（Ⅴ）-11）。

（消費者庁HP：http://www.caa.go.jp/foods/pdf/food_with_function_report_0001.pdf より転載）

解説

「#12c」の記述例や解説に対応して，不精確がどのように評価されたのか，丁寧かつ明確にその結果を記述すべき箇所である。

悪い例

対象研究の精確・不精確を評価した結果は，別紙様式（Ⅴ）-11aに示した。

➡➡精確・不精確がどのように評価されたか，その結果を明確に記述すべきである

(4) 非一貫性の評価

【記述例1　メタアナリシスを実施したSRの場合】

非一貫性は，メタアナリシスでの採用文献●編に対して，異質性の検定によりI^{2}値を求めた結果，●●％（重要でない異質性）であった。

【記述例2　定性的なSRの場合】

●●編中，●●編で有意差があったため，「非一貫性：中」（－1）と評価した。

（消費者庁HP：http://www.caa.go.jp/foods/pdf/food_with_function_report_0001.pdf より転載）

解説

「#12d」の記述例や解説に対応して，非一貫性がどのように評価されたのか，丁寧かつ明確にその結果を記述すべき箇所である。

悪い例

対象研究の非一貫性を評価した結果は，別紙様式（Ⅴ）-11aに示した。

➡➡非一貫性がどのように評価されたか，その結果を明確に記述すべきである。

20. 個別の研究の結果（#20）

(1) 各介入群の単純な要約データの記述（#20a）

別紙様式（V）-11，（V）-13を基に，本文中に主要アウトカム，副次アウトカムごとに記述する。

【記述例】

◆◆らの研究[1])の●週間の介入における主要アウトカム■■の結果では，平均値差は，●±● mg/dL（p＜0.05）であった。◆◆ et al. の研究[2])の結果では・・・（以下同様に記述）。

(2) （メタアナリシスを実施した場合）効果の推定量と信頼区間の記述（フォレスト・プロット）（#20b）

メタアナリシスの場合，フォレスト・プロット中（別紙様式（V）-15）に示した効果推定量と信頼区間を記述する。

【記述例】

◆◆らの研究[1])の●週間の介入における主要アウトカム■■の結果では，重みづけ平均値差（WMD）[95%信頼区間（95%CI）] は，●[●-●] であった。

（消費者庁HP：http://www.caa.go.jp/foods/pdf/food_with_function_report_0001.pdf より転載）

解　説

個別の研究において，主要あるいは副次アウトカムの変化量がどのように分布していたのか，丁寧に記述すべき箇所である。具体的な悪い例としては次のような記述である。

悪い例

■■調節機能に関しては●報すべてで対照群と比較し有意な効果が認められていた。

➡➡個別の研究における要約データがまったく記載されておらず，変数名も漠然としており明らかでない。

1日当たり■■を●●mgを●年間摂取した群は，プラセボ摂取群にくらべて，■■密度が有意に増加した（$P<0.001$）。

➡➡P値しか記載されていない。

個別の研究の結果，結果の統合，追加的解析については，メタアナリシスを実施していないため対応していない。

➡➡理由はわからないが，このような記述がよくみられる。たとえメタアナリシスを実施していなくとも，個別の研究の要約データは本文中で示して丁寧に説明すべきであろう。

■■の機能に関して，●報中●報で対照群と比較して有意な効果が認められた。

➡➡全体のなかで，有意な差がみられた研究の数を報告する箇所ではない。有意か否かは効果量の大きさとサンプルサイズに依存する。それぞれの研究における主要アウトカムの値が，どのように分布していたかが重要であり，それを記述すべきである。

各研究における介入群の簡単な要約データと効果の推定量を各論文の質評価シート（別紙様式（V）-11）に記載した。

➡➡本文中に詳細を記述するべきである。

21. 結果の統合（#21）

メタアナリシスの結果をフォレスト・プロットとファンネル・プロット（別紙様式（V）-15）で示すとともに，統合した結果を記述する。

【記述例】

主要アウトカム■■について●研究を統合した結果，WMD [95%CI] は，●[●-●] で有意な上昇があった。95%信頼区間も比較的小さく，一貫性（I^2値）は●●%で「重要ではない異質性」であった。副次アウトカム■■も有意な上昇があった。

また，ファンネル・プロットによる対称性を検討した結果，ほぼファンネルの形状を示した。

（消費者庁HP：http://www.caa.go.jp/foods/pdf/food_with_function_report_0001.pdf より転載）

解　説

個別の研究の質にばらつきが生じることもあるため，質の低い論文をほかの優れた研究成果と同等に評価対象としてしまうと過大評価することになる。むやみにメタアナリシスを行うのではなく，組み入れる研究結果に対しては十分な検討が必要である。そのため，フォレスト・プロットやファンネル・プ

ロットに関する記述はもちろんのこと，異質性に関して検討した事項も本文中で十分に記載するべきである。統合結果に関する記述として，具体的に悪い例は次のような記述である。

悪い例

●●報の値を統合した結果，介入群の■■の回数が●●回/週であるのに対し，対照群では●●回/週であり，■■の回数が●●回/週増加した。

➡➡値を統合したとの記載があるが，方法が不明である。また，臨床的あるいは統計的な異質性についても触れられていない。

■■評価委員会による審議の結果は，科学的根拠レベルの総合評価は●●であった。

➡➡結果の統合方法として，審議結果の客観性を担保することがむずかしい。仮に複数の文献が採用されているのであれば，メタアナリシスを実施してフォレスト・プロットを示すことを検討し，実施しないのであればその理由を具体的に記述するのが望ましい。

メタアナリシスが実施できなかった場合の書き方の例

採用された文献において，それぞれの研究で用いられている■■機能に関するアウトカムが多岐にわたっている（●●，▲▲ etc）ことや，同じアウトカムでも測定のタイミングに差があることから，研究間の臨床的な異質性が大きいと判断した。さらに，研究間における統計的な異質性（$I^2=●●$）も高いことから，メタアナリシスによる定量的な統合は実施しなかった。

22. 全研究のバイアス・リスク（#22）

全研究のバイアス・リスク等の質に関する結果を全て記述する。

【記述例】

全体のバイアス・リスクは，・・・だった。非直接性は，・・・だった。不精確は・・・だった。非一貫性は・・・だった。

（消費者庁 HP：http://www.caa.go.jp/foods/pdf/food_with_function_report_0001.pdf より転載）

解　説

「#12a～d，その他のバイアス」の記述例や解説に対応して，SR により統合された結果全体に影響を及ぼしうるすべてのバイアス・リスクの結果を丁寧かつ明確に記述すべき箇所である。

悪い例

全体のバイアス・リスクは，別紙様式（V）-11a に示した。

➡➡全体のバイアス・リスクがどのように評価されたか，その結果を明確に記述すべきである。

23. 追加的解析（#23）

感度分析やサブグループ解析，メタ回帰分析などを実施した場合には，その図とともに本文中に記述する。

【記述例】

介入期間の長短に関係する感度分析として，●-●週間までの短期間の介入研究●編と，●-●週間までの長期間の介入研究●編を2分割し，それぞれメタアナリシスを行った結果・・・であった。

【記述例】

外挿性を検討するためにサブグループ解析として，日本人を対象とした研究●編と，それ以外の人を対象とした研究●編について別々にメタアナリシスを実施した。その結果，・・・・。両者ともに有意な向上があった。

（消費者庁 HP：http://www.caa.go.jp/foods/pdf/food_with_function_report_0001.pdf より転載）

解　説

事前の解析計画に従って感度分析を行い，フォレスト・プロットにて結果を示すことが必要である。なお，感度分析には論文の発表年代，サンプルサイズの大きさ，介入内容，対象者（軽症者を除く，性別，人種等）への配慮からのアプローチなどがある。

悪い例

■■傾向の者を対象とした感度分析で●●報の結果を統合したところ，試験食品摂取により1週間当たりの■■回数が●●回増加しており，そのうち●報が有意な増加であった。

➡➡感度分析を行ったことは理解できるが，その結果の示し方に問題がある。対象となった文献の

うち，有意な効果が認められた文献数を報告することよりも，フォレスト・プロット にて統合値（95％信頼区間）を示すほうが客観的である。

24．エビデンスの要約（#24）

主要アウトカムのエビデンスの強さを含めて主要な知見をまとめ，実際に消費者が当該食品又は機能性関与成分を摂取した場合にそれらの知見がどのように関係するかを丁寧に考察する。また，「機能性表示食品」制度の特有の検討事項も合わせて深く考察する。以下，その項目と記述例を示す。

(1) 有効性について（#24）

【記述例】

主要アウトカムである■■のメタアナリシスの結果，有意に■■の機能向上がみられたが，これは動物実験における作用機序の■■と一致していた。このことから有効性については・・・と考えられる。

(2) 機能性関与成分の定量的・定性的同等性について（#24）

【記述例】

機能性関与成分である■■は，■■から抽出され，■■の特徴を有している。定量的同等性については，・・・であり，・・・だと考えられる。定性的同等性については，・・・であり，・・・だと考えられる。したがって，・・・・だと判断した。

(3) 研究の外挿性（研究対象とは異なる特性をもつ集団に対しても結果が当てはまるかどうか）について（#24）

【記述例】

対象論文●●編は日本人を対象としていたが，●●編はヨーロッパでの研究であり，日本人集団への結果の適用は・・・と考えられる。

(4) エビデンス総体（研究の妥当性・信頼性）について（#24）

【記述例】

全体のバイアス・リスク，非直接性，不精確，非一貫性・・・・は，・・と考えられる。

(5) 有害事象について（#24）

【記述例】

医薬品との飲み合せ等に伴う健康被害を防ぐために，機能性関与成分と医薬品との相互作用の有無についても，以下に議論した。もし高血圧症を有する患者が，■■という降圧剤と本食品を摂取した場合には，相互作用により・・・・といった有害事象が考えられる。

1日の目安は，●● mg（●●錠）であるが，過剰摂取として●●倍量の摂取があった場合，・・・といった有害事象が考えられる。

(6) 研究レビューの結果と表示しようとする機能性の関連性について（#24）

【記述例】

主要アウトカムが示しているのは，■■が■■を摂取することで■■といった効果が見られたということであり，表示しようとする機能性は■■が■■を摂取することで■■の機能向上が期待できるということである。・・・という観点から総合的に判断すると，得られた主要アウトカムから当該機能性を表示することは適切であると考えられる。

（消費者庁 HP：http://www.caa.go.jp/foods/pdf/food_with_function_report_0001.pdf より転載）

解 説

考察が実に乏しい SR が目立つ。研究者は大学院生あるいは学部の卒論を書くときに，考察が重要であることを習っているはずだ。イントロダクション・方法・結果までは淡々と書ける。むずかしいのが考察で，得られたデータ，先行研究の知見をふまえて緻密で深い議論をする場である。個人の論文で言えば，考察はその人の研究能力の鏡であり，本制度の SR で言えば，「考察における記述内容は，届出者の科学力を反映する」と言えるだろう。したがって，時間をかけて批判的吟味のなかでしっかりと書いていただきたい。まず，考察が短い SR は，評価に値しないと考えている（むろん，中身が充実していない冗長な論述は論外である）。

以下，おもな項目別にポイントを示すが，第三者，科学者としてすべて「予定調和的（有効）」にではなく，「批判的吟味」が施されていることが重要である。

1) 有効性について

一次研究の結果をふまえて，動物実験などの作用機序との一貫性などについて十分に議論する。

2) 機能性関与成分の定量的・定性的同等性について

当該製品化をするうえでの，一次研究のデータとの同等性を深く吟味する。
3）研究の外挿性について
　一次研究が外国人ばかりである場合に，日本人ではどうなのかを科学的に議論する。性別・部位別などの特異的な状況はあるかどうかの議論も重要である。
4）エビデンス総体（研究の妥当性・信頼性）
　得られた知見はどの程度正しいのかを十分考察する。
5）有害事象について
　安全性に関する事項もあわせて議論する。
6）研究結果と表示しようとする機能性の関連性について
　言い過ぎ，誇大にならず慎重に議論する。

25．限界（#25）

(1) 研究レベルとアウトカムレベルでの限界（#25a）
【記述例】
　本研究には，いくつかの限界と問題点がある。まず，対象となった1次研究において，・・だと考えられる。また，全体のバイアス・リスクを考慮すると・・・・と考えられる。
(2) レビューレベルでの限界の記述（#25b）
　同定した研究の収集が不完全であることや，出版バイアス等について記述する。
【記述例】
　データベースは■■，■■を用いて，英文と和文の両方で●●，●●をキーワードとして，レビュー対象論文の収集を行った。しかし・・・といった点で，収集の網羅性に問題が残っている。出版バイアスについては，ファンネルプロットを用いて評価を行い，大きな出版バイアスが存在する可能性は低いと判断したが，・・・といった問題があった。

（消費者庁HP：http://www.caa.go.jp/foods/pdf/food_with_function_report_0001.pdf より転載）

【解　説】
　ここでは，第三者の科学者の立場で，自分たちのSRの限界を「箇条書き」のように淡々と羅列することである。

　「研究レベルとアウトカムレベル」とは，個々で対象にした一次研究の弱点（たとえば，バイアスリスクが高いなど）を示すことである。アウトカムがどのようなバイアスの影響を受けていたかなどである。
　「レビューレベル」とは，そのSR自体全体の方法論における弱点である。たとえば，データベースの数が少なかったとか，独立してスクリーニングやバイアスリスクの評価をすることができなかった，などである。
　ところで，研究の限界は，別の語で言えば弱点である。この弱点について理由を言い訳のように記述したり，今後の展望や他者によって解明されることを期待するというようなことを記述する場ではない。前述のことをずらずら長く書いてあるSRの印象は良くない。典型的な悪い例を一つ示す。

【悪い例】
　機能性関与成分■■についてのRCTは3編あったが，それぞれのバイアスリスクは中〜高程度であった。これは食品なので医薬品と違い厳密な試験をしきれていないことが背景にあるが，そうかといってそれらを除外すると対象論文がなくなってしまう。それもSRすることにおいては適当ではないと考えた。今後は，こうした点を防ぐために質の高いRCTの蓄積が望まれる。
➡➡言い訳，冗長，今後の課題が混じっている。

26．結論（#26）

　PI(E)COや得られたアウトカム，考察を踏まえて，簡潔に結論を述べる。その書きぶりは，批判的吟味に基づき，適正なものでなければならない（言い過ぎない）。併せて，今後の研究への意味合いを簡潔に記述する。
【記述例（今後の研究への意味合いの部分）】
　機能性関与成分である■■は，疾病に罹患していない女性の■■の部位において，■■の作用があると考えられた。ただし，男性と他の部位においての■■は依然として不明なままであるので，今後の研究による解明が求められる。

（消費者庁HP：http://www.caa.go.jp/foods/pdf/food_with_function_report_0001.pdf より転載）

解 説

結論はもっとも繊細に記述しなければならず，過大な表現をしてはならない。言及できる範囲にも注意する必要がある。具体的に悪い例は次のような記述である。

悪い例

1）結論部分

　機能性関与成分である■■は，疾病に罹患していない女性の■■の部位において，■■の<u>作用がある。</u>
➡➡断言表現……MAの結果，有意かつエフェクトサイズも相当大きい場合でなければ用いるのは困難である。

　機能性関与成分である■■は，疾病に罹患していない女性の■■の部位において，■■の作用があることを<u>確認した。</u>
➡➡断言表現。

　機能性関与成分である■■は，疾病に罹患していない女性の■■の部位において，■■の作用があることを<u>検証した。</u>
➡➡検証して結果がどうなのかが不明。

2）今後の研究への意味合い部分

　弊社は，今後も引き続き当該研究を進めていきたいと考えている。
➡➡何を具体的に明らかにするのかが不明。

　■■が有効であることを引き続き検証していきたいと考える。
➡➡何を具体的に明らかにするのかが不明。

27．資金源（#27）

SRの資金源とその他の支援（#27a）・SRにおける資金提供者の役割（#27b）

　資金源はほとんどの場合，自社であることが想定されるが，それを明記する必要がある。また，SRを自社で行ったのか，外部の委託業者に委託したのか（部分または全部委託したのか）も記述する。
　その他の支援者として，利益相反行為防止の観点から，研究者による協力など，金銭的な関係があった際には，名前・所属・役割を記述することが望ましい。また，外部の委託業者を経由して協力を得た研究者についても同様に，実名・所属・役割の記述が望まれる。
　SRの実施者については，これまでどおり「イニシャル・部署・役割」のみの記述でも構わないが，届出SR自体の信頼性（役割・責任所在の明確化）をより高めるために，実名を出すこともひとつの方法であると考えられる。（ちなみに，本来の学術論文としてのSRは当然ながら実名である。）また，委託先の社内体制についても同様に記述して，複数人による評価体制が敷かれており，かつ役割によっては独立した2名でレビューが行われていることを明確にする。

【記述例1　自社で実施し，監修・検索・メタアナリシスなどで研究者などの協力を得た場合】

　資金源は自社であった。SRの監修として，◆◆大学教授◆◆氏の支援を受け，謝金を支払った。データベース検索として，◆◆大学◆◆司書に依頼し，謝金を支払った。メタアナリシスの実施は◆◆統計研究所◆◆氏に依頼し，謝金を支払った。

【記述例2　外部委託先を通して研究者などの協力を得た場合】

　資金源は自社であった。SRは，◆◆株式会社に全て委託した。なお，総合評価・監修として，◆◆株式会社が設置した◆◆委員会のメンバーである◆◆研究所長◆◆氏，◆◆大学教授◆◆氏，◆◆大学准教授◆◆氏の3名に，委託先の◆◆株式会社から謝金が支払われた。

【記述例　実施者の記述（委託した社内の実施者も同様に記述する）】

　本SRは，本社員の役割は次のとおりであった。
　研究者の役割
　AA　・・部・・課　（A）：　スクリーニング，質評価，構造化抄録の作成
　BB　・・部・・課　（B）：　スクリーニング，質評価，構造化抄録の作成
　CC　・・部・・課　（C）：　スクリーニング，質評価，構造化抄録の作成

DD ・・部・・課 (D):	総括, 質評価, スクリーニング, 本文執筆
EE ・・部・・課 (E):	質評価, スクリーニング, メタアナリシス, 監修
FF ・・部・・課 (F):	検索

(消費者庁 HP：http://www.caa.go.jp/foods/pdf/food_with_function_report_0001.pdf より転載)

解説

検証事業のこの部分では，資金源（ファンド）と合わせて，ガイドラインで示すところの＜その他＞もあるので，スポンサー，レビューワーに関する事項も示されている。本稿では，それらを個別に解説する。

1）ファンド

ファンドは，このレビューの資金源はどこから出ているのかを示すことである。多くの場合，届出者だと考えられる。もし，他社からの資金提供があるならば，それも漏れなく明記する必要がある。

2）スポンサー

スポンサーは，日本では資金提供者と誤解されることがあるが，実施主体者のことである。多くの場合は，届出者だと考えられるのでその記述が必要である。

3）レビューワー

届出責任者は社長などのトップマネージメントであることが多いだろう。届出内容をめぐる責任はトップがとることは当然である。しかし，たとえば大企業の傘の下でどうにでもなるからということで，もし，無責任な SR が行われたとしたら，それは消費者を裏切る背信行為であり，また当該企業の「倫理」を厳しく問われるものである。

検証事業の報告書では，SR 実施者については，「これまでどおり「イニシャル・部署・役割」のみの記述でも構わないが，届出 SR 自体の信頼性（役割・責任所在の明確化）をより高めるために，実名を出すこともひとつの方法であると考えられる」と柔らかい報告になっている。

個人的見解とすれば，正々堂々と実名をあげるべきだと考えている。そうした責任の所在の明確化により，おそらく研究の不正行為やケアレス・ミスを防ぐ抑止力になると考えるからである。むろん，何かあったときにありがちの，「とかげのしっぽ切り」では困るので，最終責任はトップマネージメントであることを期待したい。

ちなみに，委託業者に依頼した場合には，その業者内の SR 実施メンバーを記載することが必要である。

4）その他の示しておくべき重要な情報

A．SR 委託先情報

もし，SR を全面的・部分的に委託している場合には，その業者を明らかにする必要がある。さらに，前述のように「(3) レビューワー」で記載したことがあてはまる。自社実施の SR では，実施社のイニシャルや実名を記述するが，委託先にお願いしたものは不要というのは不合理であるだけでなく，研究の不透明性を高めてしまい，研究倫理のうえで問題である。

B．謝金・コンサルティング料

SR の監修や事業など，謝金・コンサルティング料を支出した場合には必ずその事実を明記しなければならない。「産学官連携」時代にあるがゆえに，一届出者との金銭的な関与がある場合には，透明性を図らなければならない。アカデミア研究者は社会からその発言には高い信頼を得ている，いわば専門家としての特権がある。そのなかで，ある特定の企業に関与したのであれば，それを明記することで，中立な立場で科学的，正確にその SR に関与したことを裏付けることになる。これは，利益相反行為防止の観点からきわめて重要である。

なお，委託業者における専門家委員会やアカデミア研究者がいて，金銭的な関係があるのであれば同じくその事実を明記しなければならない。そうしないと，「トンネル」状態になってしまうので注意が必要である。

C．その他

その他にも利益相反に関連することや，事前に記述しておいたほうが疑念を招かれなくて済みそうなことは十分に記載することを推奨する。

たとえば，「レビューで採用した一次研究のすべてが，届出者が実施主体者かつファンドとなって実施したもの」などである。もし，この記載がないと，読者は「なんだ，実は自分たちが実施した一次研究だけで物（SR をしたのか）を言っているのか？」（手

前みそ，自画自賛か？）という感想をもつが，紙面に自ら記述することで透明性が高まり，事実は同じだが読者のとらえ方は異なる．

届出は文字数制限があるわけではないので，読者側に知っておいてほしい情報があるなら，惜しみなく記述したほうが良い．

索 引

英語

AMSTAR　　16，17，25
Clinical Trials. gov　　23
Cochrane Database of Systematic Reviews（CDSR）　　20，25
Cochrane Library　　22
CONSORT2010　　14，17
EMBASE　　22
EQUATOR Network　　13
Evidence-based Medicine（EBM）　　2，25
FFC-SR2　　9，10
ICTRP　　23
ISRCTN Register　　24
JDreamⅢ　　22
MEDLINE　　22
Meta-analysis（MA）　　25
PI(E)CO，PI(E)COS　　2，32，39
PRISMA声明　　15，17，25
SIGN　　25，26
Web of Science　　22

ア行

医中誌 Web　　22
医薬品と健康食品の対比　　28
エビデンス
　グレーディング（格付け）　　3
　つくる，つたえる，つかう　　3
　要約　　56，57

カ行

機能性表示食品制度
　設立背景　　5
　特徴　　5
クロスオーバー試験，クロスオーバーデザイン　　26，27
結果の統合　　48，49，54，55
結論　　57，58
限界　　57
研究内のバイアス・リスク　　52，53
研究の選択　　42，43，51，52
研究の特性　　52
検索　　41，42
構造化抄録　　37，38
個別の研究の結果　　54
個別の研究のバイアス・リスク　　44，45，46，47

サ行

資金源　　58，59，60
システマティック・レビュー（研究レビュー，SR）　　25
　エビデンス収集　　20
　具体的な手順　　7，8
　実施主体と課題　　6
　実施のためのチーム例　　7
　情報源　　40，41
　優位性　　3
全研究のバイアス・リスク　　49，50，51

タ行

タイトル　　37
多重性の問題　　29
追加的解析　　51
定量的メタ分析の手順　　28
データ項目　　44
データの収集プロセス　　43，44
適格基準　　39，40

ハ行

パブリケーション・バイアス（出版バイアス）　　34
パラレル試験，パラレルデザイン　　26，27
非直接性　　46
不精確　　46，47
プロトコールと登録　　39

マ行

メタ分析　　25，26
目的　　39

ヤ行

要約尺度　　48

ラ行

臨床試験登録システム（国内，海外）　　23，24
論拠　　38，39

機能性表示食品

適正な研究レビューのための必携マニュアル

2016 年 12 月 30 日　発行

編著者：上岡洋晴，折笠秀樹

発行所：ライフサイエンス出版株式会社
　　　　〒 103-0024　東京都中央区日本橋小舟町 8-1
　　　　TEL 03-3446-7900
　　　　http://www.lifescience.co.jp/

印刷所：三報社印刷株式会社

本書の一部，もしくは全部を出版社の承諾を得ずに複写，複製することは禁じられています。乱丁，落丁本はお取り替えいたします。
Ⓒライフサイエンス出版 2016
ISBN978-4-89775-353-9 C3047

JCOPY〈(社) 出版者著作権管理機構委託出版物〉
本書の無断複写は著作権法上での例外を除き禁じられています。複写される場合は，そのつど事前に，(社) 出版者著作権管理機構（電話 03-3513-6969，FAX 03-3513-6979，e-mail：info@jcopy.or.jp）の許諾を得てください。